Maria Schwaiberger

Case Management im Krankenhaus

Die Einführung von
Case Management im Krankenhaus
unter den geltenden rechtlichen
Bestimmungen für stationäre
Krankenhausbehandlung

2. überarbeitete Auflage

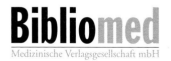

© Bibliomed – Medizinische Verlagsgesellschaft mbH, Melsungen
2. überarbeitete Auflage 2005

Alle Rechte, insbesondere das Recht der Vervielfältigung und Verbreitung sowie der Übersetzung behält sich der Verlag vor. Ohne schriftliche Genehmigung durch den Verlag darf kein Teil des Werkes in irgendeiner Form mit mechanischen, elektronischen oder fotografischen Mitteln (einschl. Tonaufnahme, Fotokopie und Mikrofilm) reproduziert, gespeichert oder in Online-Dienste eingespeichert werden.

Printed in Germany by Werbedruck GmbH Horst Schreckhase, Spangenberg

ISBN 3-89556-038-3

Vorwort

Vom Erscheinen der ersten Auflage dieser Publikation bis heute sind gerade drei Jahre vergangen, das Thema Case Management ist im Jahre 2005 aktueller denn je. Trotzdem ist bereits aufgrund einer Reihe gravierender Gesetzesänderungen eine Überarbeitung unumgänglich.
Die Geschwindigkeit des gesetzlichen Anpassungsmarathons hat seit den siebziger Jahren rasant zugenommen. Neben der Vielzahl rechtlicher Änderungen zur Finanzierung des Gesundheitswesens wurden auch berufsrechtliche Normen der ärztlichen und pflegerischen Profession in den letzten Jahren entscheidend verändert.
Nachhaltige Auswirkungen auf die Einführung des Case Managements sind mit diesen Änderungen nicht verbunden. Der Implementierung von Case Management-Strukturen zur Koordinierung und Steuerung der Abläufe aller an der Patientenversorgung beteiligten Professionen muss bei den Entscheidungsträgern erste Priorität eingeräumt werden. Das Ziel aller Krankenhäuser, die Leistungen möglichst effektiv zu erbringen und dabei die Behandlungsqualität zu steigern – möglichst bei sinkenden Kosten – ist nur durch optimal gesteuerte Prozesse zu erreichen. Dieses Aufgabenfeld obliegt dem Case Management.
Nicht immer sind in der stationären Patientenversorgung Vergleiche mit dem Gesundheitssystem in USA sachgerecht und hilfreich. In dieser Thematik jedoch zeigen meine Erfahrungen mit Case Management in einem amerikanischen Krankenhaus, dass eine Übertragung dieser Form der Prozessgestaltung und -steuerung auf deutsche Krankenhäuser nur befürwortet werden kann. So unterschiedlich die Finanzierung der amerikanischen und deutschen Gesundheitssysteme auch sein mag, die im Case Manage-

ment entscheidenden gesetzlichen Normen und berufsrechtlichen Vorschriften lassen der Übertragung dieses Systems nichts entgegenstehen.

Im August 2005 Maria Schwaiberger

Inhaltsverzeichnis

                                                             Seite

Vorwort zur 2. Auflage   3
Abkürzungsverzeichnis   10

1.   **Einleitung**   13
1.1   Optimierung der Behandlungsprozesse – Veränderungsbedarf und Handlungsansätze als Konsequenz des GKV – Gesundheitsreformgesetzes 2000   13
1.2   Gesetzliche Grundlagen zur Einführung eines auf Diagnosis Related Groups (DRG) gestützten pauschalierten Entgeltsystems für Krankenhausleistungen   15
1.3   Begriffsbestimmung und Entwicklung des Case Managements   17
1.3.1   Case Management-Modelle   18
1.3.2   Case Management als Instrument der Prozessoptimierung im Hinblick auf die Umsetzung der pauschalierten Abrechnung nach DRG   19
1.3.3   Case Management am Beispiel des St. Catherine Hospitals in East Chicago   21
1.3.3.1   Organisatorische Zuordnung und Aufgabenbereiche der Abteilung Case Management im St. Catherine Hospital   21
1.3.3.2   Aufgaben der Case Management-Abteilung   23
1.4   Anforderungen an das moderne Krankenhausmanagement aus ökonomischer Sicht   25
1.5   Anforderungen an das Krankenhausmanagement unter Marketinggesichtspunkten   26

**2. Rechtliche Grundlagen zur Patienten-
versorgung mit Krankenhausleistungen** 29
2.1 Verordnung von Krankenhausbehandlung
nach § 73 Abs. 4 SGB V 29
2.2 Definition der Krankenhausbehandlung in
der gesetzlichen Krankenversicherung
nach § 39 SGB V 30
2.3 Vertragliche Gestaltungsmöglichkeiten im
Rahmen der Krankenhausaufnahme und
deren rechtliche Konsequenzen 32
2.3.1 Verschiedene Vertragstypen zur Krankenhausbehandlung 32
2.3.1.1 Totaler Krankenhausaufnahmevertrag 32
2.3.1.2 Totaler Krankenhausaufnahmevertrag mit
Arztzusatzvertrag 33
2.3.1.3 Aufgespaltener Krankenhausaufnahmevertrag 33
2.3.2 Rechtsgrundlagen der Krankenhausbehandlung
für Mitglieder der GKV und deren rechtliche
Bedeutung 33
2.3.3 Rechtliche Voraussetzungen der Krankenhausbehandlung für Selbstzahler nach § 611 BGB 34
2.4 Inhalt und Umfang der Krankenhausbehandlung nach § 28 Abs. 1, 39, 112, 115 SGB V 36
2.4.1 Zweiseitige Verträge nach §§ 112, 115 SGB V 37
2.4.2 Mitwirkung nichtärztlicher Personenkreise
bei der Patientenbehandlung (§ 39 Abs. 1 S. 3
und § 28 Abs. 1 S. 2 SGB XV) 38

**3. Rechtliche Grundlagen zur Anordnung
von stationärer Krankenhausbehandlung** 39
3.1 Anordnung von Krankenhausbehandlung
nach § 39 Abs. 1 SGB V i. V. m. der Weiterbildungsordnung für die Ärzte Bayerns 39
3.2 Auswirkungen der ärztlichen Berufsordnung
nach § 1 Abs. 1 und § 2 Abs. 1, 4 und § 23 MBO-Ä 41

3.2.1	Definition der Freiheit des Arztberufes nach § 1 Abs. 1 MBO-Ä	41
3.2.2	Einfluss der §§ 2 Abs. 1 und 4 , 23 Abs. 2 der MBO-Ä	41
3.3	Rechtliche Zuordnung von Leistungen nichtärztlicher Heilberufe nach § 39 Abs. 1 SGB V i. V. m. § 28 Abs. 1 S. 2 SGB V	42
3.4	Aufgaben und Verantwortung nichtärztlicher Berufsgruppen	44
3.4.1	Rechtsgrundlagen für Aufgaben und Verantwortungsbereiche der Krankenpflegeberufe in der vollstationären Patientenversorgung nach KrPflG und KrPflAPrV	44
3.4.2	Rechtsgrundlagen für Aufgaben und Verantwortung weiterer nichtärztlicher Heilberufe in der vollstationären Patientenversorgung nach § 28 Abs. 1 S. 2 SGB V und § 30 Abs. 2 der MBO-Ä	46
4.	**Case Management in der vollstationären Krankenhausbehandlung**	**49**
4.1	Aufgaben und Zielsetzung im Case Management	49
4.2	Grundlagen zur Durchführung von Case Management	50
4.2.1	Dokumentation der Patientenbehandlung	50
4.2.2	Rechtsgrundlagen der Dokumentation	51
4.2.3	Anforderungen an die Dokumentation aus Sicht des Case Managements	53
4.2.4	Prüfungskriterien der vollstationären Patientenversorgung nach § 17c KHG	54
4.2.5	Gesetzliche Regelungen nach §§ 135a, 137 ff. SGB V zur Qualität der ärztlichen und pflegerischen Behandlung in der stationären Patientenversorgung	56

4.2.6	Leitlinien ärztlicher Fachgesellschaften hinsichtlich der rechtlichen Bedeutung in der Begründung der Notwendigkeit vollstationärer Patientenbehandlung	57
4.2.7	Pflegestandards und ihre Bedeutung in der Begründung der Notwendigkeit vollstationärer Patientenbehandlung	60

5. Organisationsstrukturen und ihre Bedeutung bei der Implementierung von Case Management — 63

5.1	Qualifikations- und Persönlichkeitsanforderungen an den Case Manager	63
5.2	Rechtliche Ableitung von Weisungsbefugnissen auf Grund der organisatorischen Zuordnung der Case Management-Abteilung	65
5.2.1	Haftungsrechtliche Bedeutung des Case Managements i.V.m. der Trägerautonomie	65
5.2.2	Case Management in Verbindung mit Qualitäts- und Riskmanagement	68
5.3	Integration der Case Management-Abteilung in die Praxis der Krankenhausorganisation	69
5.4	Auftragsformulierung und -planung durch den Krankenhausträger	71

6. Zusammenfassende Bewertung der Einführung von Case Management im Krankenhaus — 75

6.1	Case Management – Möglichkeiten und Einschränkungen durch geltendes Recht in der vollstationären Patientenversorgung	75
6.2	Strategische und ökonomische Überlegungen in der Auswahl der Case Manager	76

6.3	Einflüsse des Case Managements auf die interdisziplinäre Zusammenarbeit im Krankenhaus	78
6.4	Case Management als strategisches Instrument zur Vorbereitung auf die Einführung der G-DRG	79
6.5	Fazit	81

Verzeichnis der Gesetze und Verordnungen 83

Literaturverzeichnis 87

Anhang 95

Abkürzungsverzeichnis

AEP	Appropriateness Evaluation Protocol
AR-DRG	Australien Refined Diagnosis Related Groups
ArztR	Arztrecht
AWMF	Arbeitsgemeinschaft der wissenschaftlichen Fachgesellschaften
Az.	Aktenzeichen
ÄZQ	Ärztliche Zentralstelle Qualitätssicherung
BÄO	Bundesärzteordnung
BayRS	Bayerische Rechtssammlung
BDC	Berufsverband der Chirurgen
BGB	Bürgerliches Gesetzbuch
BGBl	Bundesgesetzblatt
BGH	Bundesgerichtshof
BPflV	Bundespflegesatzverordnung
BSG	Bundessozialgericht
DÄBl	Deutsches Ärzteblatt
DIMDI	Deutsches Institut für medizinische Dokumentation und Information
DKG	Deutsche Krankenhausgesellschaft
DRG	Diagnosis Related Groups
EEG	Elektroenzephalogramm
EKG	Elektrokardiogramm
et al.	et alliud (und andere)
f&w	führen und wirtschaften im Krankenhaus
ff.	folgende Seiten oder Paragraphen
Fn	Fußnote
G	Gesetz
G-AEP	German Appropriateness Evaluation Protocol
G-DRG	German Diagnosis Related Groups

GDVG	Gesundheitsdienst- und Verbraucherschutzgesetz
GG	Grundgesetz
GKV	Gesetzliche Krankenversicherung
GVBl	Gesetze und Verordnungsblätter
HCFA	Health Care Financing Administration
HkaG	Heilberufe-Kammergesetz
ICD-10	Internationale statistische Klassifikation der Krankheiten und verwandter Gesundheitsprobleme, Version 2005
ICN	International Council of Nursing
idF	in der Fassung
IHHA	Indiana Hospital Health Association
IQWiG	Institut für Qualität und Wirtschaftlichkeit im Gesundheitswesen
ISDH	Indiana State Department of Health
ISO	International Organization for Standardization
i. V. m.	in Verbindung mit
JCAHO	Joint Commission for Accreditation of Health Care Organizations
KHEntgG	Krankenhausentgeltgesetz
KHG	Krankenhausfinanzierungsgesetz
KrPflAPrV	Ausbildungs- und Prüfungsverordnung für die Berufe in der Krankenpflege
KrPflG	Krankenpflegegesetz
KTQ®	Kooperation für Transparenz und Qualität im Krankenhaus
MBO-Ä	Musterberufsordnung für Ärzte
MDK	Medizinischer Dienst der Krankenkassen
MedR	Medizinrecht
NJW	Neue Juristische Wochenschrift
OPS-301	Operationsschlüssel nach § 301 SGB V
PHJC	Poor Handmaid of Jesus Christ (Katholischer Orden)

PPR	Pflege-Personalregelung
PRO	Peer Review Organization
RGBl	Reichsgesetzblatt
RöV	Röntgenverordnung
RVO	Reichsversicherungsordnung
SGB	Sozialgesetzbuch
StrlSchV	Strahlenschutzverordnung
TFG	Transfusionsgesetz
TPG	Transplantationsgesetz
ZaeFQ	Zeitschrift für ärztliche Fortbildung und Qualitätssicherung

1. Einleitung

1.1 Optimierung der Behandlungsprozesse – Veränderungsbedarf und Handlungsansätze als Konsequenz des GKV-Gesundheitsreformgesetzes 2000

Bereits seit Anfang der neunziger Jahre wurde der Verbesserung krankenhausinterner Prozesse im Rahmen der Verpflichtung zur Qualitätssicherung verbal hohe Priorität eingeräumt. Innerhalb bestimmter abgegrenzter Bereiche, z. B. Patientenaufnahme, Röntgen, Labor oder einzelner Stationen, kam es auch zu Verbesserungen im Prozess der Patientenversorgung. Alle diesbezüglichen Anstrengungen endeten in der Realität aber dort, wo die Weisungsbefugnisse anderer Abteilungen oder Berufsgruppen tangiert wurden. Hinsichtlich des erforderlichen gesamtverantwortlichen Bestrebens, den Behandlungsprozess möglichst effizient und auch aus Patientensicht optimal zu gestalten, erweist sich die Aufbau- und Ablauforganisation in den meisten Krankenhäusern als reformbedürftig[1]. Das allgemein als Schnittstellenproblem[2] bezeichnete Organisationsdefizit der Krankenhäuser hat durch die gesetzliche Verpflichtung zur internen Qualitätssicherung (§ 135 a Abs. 1 und 2, § 137 Abs. 1 und 2 SGB V) und die Einführung pau-

---
[1] Vgl. *Genzel/Siess*, in MedR 1999, S. 1–12
[2] Als Schnittstellen werden Berührungspunkte mit Abteilungen bezeichnet, welche in der direkten oder indirekten Leistungserbringung einen Teilauftrag auszuführen haben. Das Charakteristikum von Abteilungen ist in diesen Fällen die hierarchisch und oft auch berufsgruppenbezogene, unterschiedliche Zuordnung in der Aufbauorganisation, häufig mit eigenen Zielen, die nicht in die Gesamtzielsetzung der Patientenversorgung integriert sind.

schalierter Entgelte durch das „Gesetz zur Reform der gesetzlichen Krankenversicherung ab dem Jahr 2000 (GKV-Gesundheitsreformgesetz 2000)" vom 22. Dezember 1999[3] für allgemeine vollstationäre und teilstationäre Krankenhausleistungen pro Behandlungsfall eine neue Bedeutung erlangt. In der Vergangenheit wurden ineffiziente Abläufe indirekt über tagesgleiche Pflegesätze nach § 13 Bundespflegesatzverordnung (BPflV)[4] finanziert. Auf Grund der Umstellung auf ein umfassendes pauschaliertes Entgeltsystem ist es deshalb nicht nur aus Qualitätsaspekten[5], sondern auch aus ökonomischen Gründen geboten, die Behandlungsabläufe möglichst optimal zu gestalten, um Kosten zu verhindern, die auf Grund redundanter Diagnoseverfahren oder mangelnder Planungs- und Terminierungsqualität zu längeren Verweildauern führen. Nachdem diese Erkenntnis nicht neu ist und – wie oben beschrieben – alle Anstrengungen, Verbesserungen herbeizuführen, nicht den gewünschten Erfolg brachten, sind die Methoden der Prozessoptimierung neu zu bewerten und gegebenenfalls zu ergänzen. Notwendig ist eine hierarchie- und berufsgruppenübergreifende Koordination und Kontrolle der Patientenversorgung im gesamten Krankenhaus. Auf der Grundlage vorgegebener Richtlinien und Kontrollparameter lassen sich Patientenbehandlungswege nach dem Vorbild amerikanischer „Clinical Pathways"[6] erstellen, mit Qualitätsindikatoren versehen und danach kontrollieren. In der deutschen Übersetzung werden die Begriffe „Pati-

---

[3] BGBl I, S. 2626
[4] BPflV vom 26. Sept. 1994, (BGBl I, S. 2750)
[5] Eine Präzisierung der gesetzlichen Vorgaben zur Qualitätssicherung erfolgte durch die Neufassung des § 137 SGB V und der Gründung des Instituts für Qualität und Wirtschaftlichkeit im Gesundheitswesen nach § 139a SGB V im GKV Modernisierungsgesetz vom 14. November 2003 (BGBl I S. 2190).
[6] Vgl. *Von der Wense et al.*, in f&w 1998, S. 234–236. Synonym werden in der Literatur auch die Begriffe care map, care plan, care pathway, medical path way, critical path way und care protocol verwendet. Clinical pathways beschreiben detailliert den Behandlungsprozess des Patienten während des Krankenhausaufenthaltes.

entenpfad", „Behandlungspfad" oder „Behandlungsleitlinien" verwendet[7].

Die vorliegende Abhandlung beschäftigt sich mit der Einführung des Case Management-Modells[8] zur Optimierung der stationären Patientenbehandlung in deutschen Krankenhäusern unter dem Aspekt der dabei geltenden Rechtsbeziehungen zwischen dem Patienten, den verschiedenen Berufsgruppen, dem Krankenhausträger und der gesetzlichen Krankenversicherung.

1.2
Gesetzliche Grundlagen zur Einführung eines auf Diagnosis Related Groups (DRG) gestützten pauschalierten Entgeltsystems für Krankenhausleistungen

Im GKV-Gesundheitsreformgesetz 2000 wird in Artikel 4 Nr. 2 die Einführung eines pauschalierten Entgeltsystems[9] für allgemeine vollstationäre und teilstationäre Krankenhausleistungen vorgeschrieben[10]. Im Ansatz ist dieses Entgeltsystem vergleichbar mit den Fallpauschalen, wie sie mit der Änderung der BPflV vom 26. September 1994[11] als Teil-

---
[7] In den weiteren Ausführungen dieser Arbeit wird der Begriff Clinical Pathway oder Behandlungspfad verwendet. Das Wort path way ist in der Literatur in unterschiedlicher Schreibweise zu finden: Path way, Pathway, pathway, path way
[8] Kap. 1.3, , §§ 3 ff. Krankenhausentgeltgesetz – KHEntgG
[9] Dieses Vergütungssystem gilt für alle Krankenhäuser, auf die die BPflV Anwendung findet. Leistungen psychiatrischer Einrichtungen (§ 1 Abs. 2 Psychiatrie-Personalverordnung) sind, soweit die BPflV nichts anderes vorsieht, ausgenommen.
[10] § 17 b KHG, §§ 3 ff. Krankenhausentgeltgesetz – KHEntG

vergütungssystem für allgemeine Krankenhausleistungen eingeführt wurden. Im Gegensatz zu den damals geltenden Fallpauschalen, bei denen auf die durchgeführte Behandlung im operativen Bereich und in der Geburtshilfe abgestellt wurde, bilden für das nun geltende Entgeltsystem Diagnosen und Unterschiede im Schweregrad die Eingruppierungsgrundlage. Eine weitere gravierende Änderung, die maßgeblichen Einfluss auf die Höhe der Entgelte haben wird, beinhaltet § 17b Abs. 1 S. 2 Krankenhausfinanzierungsgesetz (KHG). Darin wird festgelegt, dass das Vergütungssystem mit einem praktikablen Differenzierungsgrad Komplexitäten und Comorbiditäten abzubilden hat. Damit wird eine hinreichende Berücksichtigung unterschiedlicher Schweregrade (null bis vier Nebendiagnosen-Schweregradstufen) eines Behandlungsfalles innerhalb der gleichen Hauptdiagnose erreicht. Die Gewichtung der Nebendiagnose erfolgt nach der Intensität des Ressourcenverbrauchs, woraus sich der fünfstufige Gesamtschweregrad berechnet[12].

Mit der Entscheidung der Selbstverwaltungspartner[13] vom 27.06.2000 wurde als Grundlage für das deutsche DRG-System die „Australien Refined Diagnosis Related Groups" (AR-DRG) Version 4.1 ausgewählt. Im November 2000 wurde zwischen Deutschland und Australien ein Vertrag über die Nutzung des australischen DRG-System geschlossen. Mit der Anpassung und der Weiterentwicklung auf deutsche Verhältnisse werden aus den AR-DRG´s die German Diagnosis Related Groups (G-DRG) Die budgetneutrale Umsetzung begann nach § 17b Abs. 3 und 4 KHG am 01.01.2003.

---

[11] BGBl I, 1994, S. 2750
[12] Vgl. *Genzel*, in ArztR 2000, S. 328
[13] Im GKV-Gesundheitsreformgesetz 2000 wurde die Selbstverwaltung durch den Gesetzgeber beauftragt, Einzelheiten zum pauschalierten Entgeltsystem zu vereinbaren. Vgl. *Genzel,* in ArztR 2000, S. 324–333

1.3
Begriffsbestimmung und Entwicklung des Case Managements

Eine allgemein gültige und umfassende Definition von Case Management lässt sich aus der Literatur nicht herleiten[14]. Durch die inkonsistente Begriffsverwendung und die relative Neuheit des Case Management-Systems bestehen große Unsicherheiten in Bedeutung und terminologischer Anwendung des Begriffes. Nachforschungen[15] ergaben zwar Hinweise, dass bereits 1863 das System des Fallmanagements „erfunden" wurde, um die Versorgung von armen und kranken Immigrantinnen zu verbessern[16], der Begriff des Case Managements wurde aber erst nach 1960 geprägt[17]. Als offizielle Definition wurde 1995 durch den Vorstand der Case Management Society of America folgende Formulierung gebilligt: „Case Management is a collaborative process which assesses, plans, implements, coordinates, monitors and evaluates the options and services required to meet an individual's health needs, using communication and available resources to promote quality cost effective outcomes."

Nach deutscher Übersetzung: „Case Management ist ein Prozess der Zusammenarbeit, in dem eingeschätzt, geplant, umgesetzt, koordiniert und überwacht wird und Optionen und Dienstleistungen evaluiert werden, um dem gesundheitlichen Bedarf eines Individuums mittels Kommunikation und mit den verfügbaren Ressourcen auf qua-

---

[14] Vgl. *Lee et al.*, in Journal of Advanced Nursing 1998, S. 27, 933–939 oder *Rheaume et al.*, in Journal of Nursing Administration 1994, S. 30–36
[15] Ewers, in Zeitschrift für Gesundheitswissenschaft 1997, S. 309–322
[16] Vgl. auch *Kersbergen*, in Case Management: A History of Coordinating Care to Control Costs, in Nursing Outlook 1996, S. 169–172
[17] Vgl. *Reynolds und Hoppe*, in Journal of Nursing Care Quality 1997, S. 9–19

litätvolle und kostenwirksame Ergebnisse hin nachzukommen"[18].

1.3.1
Case Management-Modelle

In der einschlägigen Literatur ist eine unübersichtliche Anzahl[19] von Case Management-Modellen beschrieben, welche sich jedoch alle einer der vier folgenden Berufsrollen zuordnen lassen:

- **Systemagent**[20]
  Koordinierung der Patientenversorgung über alle Abteilungen einer Klinik, beschränkt auf die Institution
- **Versorgungsmanager**[21]
  Bereichsübergreifende Koordination der Patientenversorgung in der Klink und/oder Pflegeeinrichtung und/oder zu Hause
- **Kundenanwalt**[22]
  Beratung und Unterstützung im Sinne einer Patientenvertretung gegenüber Versicherungen; unabhängige Leistungserbringung Voraussetzung

---

[18] Zitiert in *Wendt*, Case Management im Sozial- und Gesundheitswesen: eine Einführung,; 3. Auflage 2001, S. 154, in deutscher Übersetzung
[19] Vgl. *Wendt*, Case Management im Sozial- und Gesundheitswesen: eine Einführung,; 3. Auflage 2001
[20] Vgl. *Lee et al.*, in Journal of Advanced Nursing 1998 und *Smith and Spinella*, in Seminars for Nurse Managers; 1995, S. 43–49
[21] Vgl. *Lee et al.*, in Journal of Advanced Nursing 1998: Der Case Manager kann sowohl im Auftrag eines Leistungsträgers als auch eines Dienstleistungsbetriebes tätig werden.
[22] Vgl. *Wendt*, in Case Management im Sozial- und Gesundheitswesen: eine Einführung; 3. Auflage 2001

- **Dienstmakler**[23]
  Selbstständige Berater, die im Auftrag von Privatpersonen oder Versicherern einen Bedarf abklären und Dienstleistungen koordinieren

Der folgenden Abhandlung wird ausschließlich das Modell des Case Managers als Systemagent zu Grunde gelegt[24]. Dieses System ist in den amerikanischen Krankenhäusern am weitesten entwickelt und am häufigsten eingesetzt[25]. Zielsetzung des Case Managements in diesem Modell ist die Begleitung der Patientenversorgung hinsichtlich der effektiven Nutzung des Angebotes und der Überprüfung des Behandlungserfolges in Verbindung mit der Angemessenheit der Aufenthaltsdauer im Krankenhaus.

1.3.2
Case Management als Instrument der Prozessoptimierung im Hinblick auf die Umsetzung der pauschalierten Abrechnung nach DRG

Eine Reaktivierung und Implementierung des Case Managements in amerikanischen Krankenhäusern erfolgte zu Beginn der achtziger Jahre im Zusammenhang mit der Umstellung der Gesundheitssystem-Finanzierung auf DRG[26].

---

[23] Vgl. *Wendt*, in Case Management im Sozial- und Gesundheitswesen: eine Einführung,; 3. Auflage 2001
[24] Die Autorin verfügt über persönliche Erfahrungen in der Anwendung dieses Case Management-Modells durch einen mehrwöchigen Praktikumseinsatz im St. Catherine Hospital in East Chicago, USA.
[25] Vgl. *Conti*, in Nursing Administration Quarterly 1996, S. 67–80
[26] Vgl. *Wendt*, in Case Management im Sozial- und Gesundheitswesen: eine Einführung,; 3. Auflage, 2001

Ziel war es, durch das Case Management den Versorgungsprozess zu beschleunigen, stationäre Behandlung möglichst zu vermeiden und die Kosten im Gesundheitssystem zu senken[27]. Als weiteres Ziel[28] wurde die Verbesserung der erbrachten Qualität der Patientenversorgung in das Case Management implementiert. Im Weiteren war es in den neunziger Jahren[29] eine der wichtigsten Aufgaben des Case Managements im amerikanischen System, qualitativ vertretbare Kriterien zur Patientenentlassung aufzustellen[30]. Erforderlich war dies insbesondere auch im Zusammenhang mit den Strategien des Gesundheitsversorgungssystems „Managed Care"[31], worin von der Patientenaufnahme (Gatekeeper-Prinzip[32]), über den Aufenthalt bis hin zur Entlassung, Prozessoptimierung und Kosteneinspareffekte[33] im Vordergrund standen.

Unter dem Aspekt der Einführung von DRG auch in Deutschland für die Vergütung stationär und teilstationär erbrachter Leistungen[34], ist es geboten, ähnlich den amerikanischen Erfahrungen, Methoden einzusetzen, die den ökonomischen Ansatz der Patientenversorgung mit den qualitativen Erfordernissen in Einklang bringen.

---

[27] Vgl. *Ewers,* in Zeitschrift für Gesundheitswissenschaft 1997, S. 309–322; *Zander,* in Health Care Supervisor, 1988, S. 27–43

[28] Vgl. *Jones,* in Journal of Nursing Management, 1995, S. 143–149

[29] *Reynolds und Hoppe,* in Journal of Nursing Care Quality, 1997

[30] Vgl. *Seitz, et al.* Grundlagen von Managed Care, Ursachen, Prinzipien, Formen und Effekte, 1997, S. 6

[31] Übersetzung: „Geführte Versorgung"; vgl. *Krauskopf,* in *Laufs/Uhlenbruck,* Handbuch des Arztrechts; 3. Auflage 2002, § 31, RdNrn 19 ff.

[32] Gatekeeper-Prinzip (Türhüter): Regelt Aufnahme und Überweisung von Patienten mit dem Ziel, Leistungsanforderungen von organisationsfremden Ärzten und Spezialeinrichtungen zu vermeiden

[33] Ständige Optimierung der Prozesse im Rahmen des Qualitätsmanagements führt neben der Kostenreduktion zu einem Qualitätswettbewerb mit dem Ziel einer verbesserten Kundenorientierung und im Ergebnis dadurch zur Auslese unter den Leistungserbringern.
Vgl. *Krauskopf,* in Handbuch des Arztrechts, § 31, RdNrn 11–12, Fn 31

[34] § 17 b KHG

1.3.3
Case Management am Beispiel des St. Catherine Hospitals in East Chicago

Das St. Catherine Hospital[35] in East Chicago wird in Trägerschaft eines christlichen Ordens[36] geführt. Die Klinik ist ausgelegt für 290 Betten die aber nicht alle genutzt werden, außer Transplantationsmedizin sind alle Fachrichtungen vorhanden. Die durchschnittliche Verweildauer pro Patient betrug im Jahre 2004 vier bis fünf Tage. Etwa 40 Prozent aller behandelten Patienten sind über medicare[37] versichert, ca. 24 Prozent über medicaid[38]. Die restlichen Patienten verfügen über andere Versicherungen unterschiedlichen Deckungsumfanges oder keine Versicherung.

1.3.3.1
Organisatorische Zuordnung und Aufgabenbereiche der Abteilung Case Management im St. Catherine Hospital

Die Abteilung Case Management im St. Catherine Hospital besteht aus:
- fünf Case Managern (Krankenschwestern/-pfleger mit Bachelor Degree[39] Abschluss)

---

[35] Alle Angaben zur Klinik und zum amerikanischen Gesundheitsversorgungs-, Ausbildungs- und Organisationssystem stammen von Mitgliedern der Krankenhausleitung des St. Catherine Hospital, Kontaktadresse s. Anhang
[36] Der Orden „Poor handmad Jesus Christ" verfügt in den Bundesstaaten Indiana und Illinois über mehrere Krankenhäuser und Pflegeeinrichtungen.
[37] Staatliches Versicherungssystem ausschließlich für Rentner (Leistungsanspruch ab dem 65. Lebensjahr)
[38] Staatliches Versicherungssystem für Sozialhilfeempfänger
[39] (Fußnote auf Seite 22)

- ein Infektionscontroller (Krankenschwester mit Bachelor Degree Abschluss)
- ein Technican Coder (Codierungsspezialist mit zweijähriger Ausbildung)
- ein Administrator Coder (Codierungsspezialist mit vierjähriger Ausbildung)

Das Case Management entwickelte sich im St. Catherine Hospital Anfang der neunziger Jahre aus dem Qualitätsmanagement des Pflegedienstes, worin bereits damals auch die Aufgaben des Riskmanagements integriert waren. Hierarchisch ist die Abteilung der Pflegedirektion zugeordnet; geleitet wird sie von einer Krankenschwester mit Master-Abschluss. Außer bei der Erstellung der Clinical Pathways[40] (Patienten- oder Behandlungspfade) sind Ärzte im Case Management nicht involviert. Einer der Gründe liegt sicherlich daran, dass in der ärztlichen Klinikorganisation das Belegarztsystem dominiert. Nur ein geringer Prozentsatz der Ärzte ist im Krankenhaus angestellt[41]. Als Folge davon ist das in der deutschen Krankenhausorganisation übliche Chefarztsystem in amerikanischen Kliniken ohne Ausbildungsauftrag annähernd unbekannt[42]. Als Sprecher der Ärzte fungieren so genannte Chairmans, die

---

[39] Amerikanisches Ausbildungssystem der Krankenpflege: Grundsätzlich universitäres Studium zwischen ein und sechs Jahren mit verschiedenen Abschlüssen:
  1. Jahr: Licensed Practical Nurse
  2. Jahr: Associate Degree Registered Nurse
  3. Jahr: Diplom Registered Nurse
  4. Jahr: Bachelor Degree Nurse
  5.–6. Jahr: Masters Degree (Nurse Clinical oder Clinical Specialist)
[40] Beschreiben für festgelegte Aufnahmediagnosen den Behandlungsweg unter Angabe von Zeitintervallen von der Aufnahme bis zur Entlassung
[41] Im St. Catherine Hospital sind ca. 350 Ärzte (ähnlich dem deutschen Belegarztsystem) beschäftigt. Ausschließlich für das St. Catherine Hospital tätig sind die Gatekeeper (8 Arztstellen), die hauptsächlich in der Notaufnahme eingesetzt sind.
[42] Jeweils einen hauptamtlichen ärztlichen Leiter gibt es im St. Catherine Hospital für die Abteilungen Apotheke, Labor und Röntgen/Nuklearmedizin. Diese Bereiche werden jedoch als Profitcenter geführt.

aus dem Kreis der im Krankenhaus tätigen Ärzte benannt werden. Die übergeordnete Verantwortung des Qualitätsmanagements der gesamten Klinik liegt bei dem stellvertretenden Geschäftsführer, der erster Adressat des gesamten Berichtswesens innerhalb des Case Managements ist.

1.3.3.2
Aufgaben der Case Management-Abteilung

Folgende Schwerpunkte gliedern das Aufgabenspektrum:

- Erstellen (Aktualisieren) von Clinical Pathways für die am häufigsten behandelten Krankheiten und die komplikationsträchtigsten Behandlungsverfahren. Grundlage bei der Erstellung bilden die Vorgaben der Joint Commission for Accreditation of Health Care Organizations (JCAHO)[43], der Indiana Hospital Health Association[44] (IHHA) und des Board of Health[45]. Ausgearbeitet werden diese Clinical Pathway in Qualitätsteams, die aus ärztlichen und pflegerischen Mitarbeitern bestehen, gegebenenfalls auch unter Einbindung von Apothekern, Physiotherapeuten oder anderen Berufsgruppen.

- Monatliche Qualitätssitzungen mit Beteiligten aus allen Fachrichtungen und Regelberichtswesen zu folgenden Punkten[46]:

---

[43] Gegründet im Jahre 1918 auf Initiative des American College of Surgeons. Überprüft die Mehrheit der amerikanischen Krankenhäuser alle drei Jahre ähnlich dem ISO-Zertifizierungsverfahren. Verstärkter Anreiz zur Akkreditierung wegen Anerkennung des Verfahrens durch den amerikanischen Staat als "Condition of Participation" an den staatlichen Krankenversorgungsprogrammen Medicare und Medicaid. Vgl. *Kaltenbach*, Qualitätsmanagement im Krankenhaus, 2. Auflage, 1993, S. 121–123; vgl. *Lehmann*, in Quality Review Bulletin 1987, S. 148–150
[44] Organisation zusammengeschlossener Krankenhäuser im Staate Indiana, im weitesten Sinne vergleichbar mit der Deutschen Krankenhaus Gesellschaft (DKG)
[45] Amerikanisches Gesundheitsministerium
[46] Vgl. auch *Kaltenbach*, Qualitätsmanagement im Krankenhaus, S. 196–197, Fn 43

– Anzahl behandelter Patienten
  – Unerwartete Todesfälle
  – Anzahl von Wiederholungseingriffen nach durchgeführten Operationen
  – Infektionsraten
  – Medikationsfehler
  – Operationskomplikationen (-fehler)
  – Pflegefehler

- Beobachtung und Kontrolle vor Ort (Station) durch Abgleich der Patientendokumentation mit Zustand und Bild des Patienten, Rücksprache mit behandelndem Arzt bei Unstimmigkeiten im Verfahren oder Empfehlungen zu weiterem Procedere

- Bearbeiten von Komplikationen und Zwischenfällen nach einem vorgegebenen Verfahren (werden automatisch über die EDV-gestützte Dokumentation in der Case Management-Abteilung gemeldet): Meldung an den stellvertretenden Geschäftsführer des Krankenhauses und an das Indiana State Department of Health (ISDH)[47], Peer Review Organization (PRO)[48]

- Führen von Statistiken und Aufbereiten von Daten für JCAHO, IHHA, ISDH, PRO und Board of Health

- Führen von personenbezogenen Statistiken aller im Krankenhaus tätigen Ärzte zur Anzahl behandelter Patienten, Art der Behandlungs- und Operationsverfahren, Komplikations-, Infektions- und Letalitätsraten

---

[47] Indiana State Department of Health (Landesstaatliche Gesundheitsbehörde)
[48] Die für Medicare zuständige amerikanische Bundesbehörde Health Care Financing Administration (HCFA) initiierte 1982 die Utilization and Quality Control Peer Review Organizations (PRO), die für Versicherte von Medicare erbrachten stationären Behandlungsleistungen kontrollieren. Jedes Krankenhaus, das Medicare Patienten behandelt, muss mit einer der PRO über die durchzuführenden Kontrollen einen Vertrag abschließen. Beinhaltet ein umfangreiches Berichtswesen. Vgl. auch HCFA 1989, PRO Scope of Work, IIIrd Edition, Baltimore

In der Überwachung und Beratung vor Ort ist ein Case Manager für 30 bis 40 Patienten zuständig. Auf den einzelnen Stationen sind, anders als dies in deutschen Krankenhäusern vielfach üblich ist, Patienten aller Fachrichtungen zu versorgen.

1.4
Anforderungen an das moderne Krankenhausmanagement aus ökonomischer Sicht

Auch wenn derzeit die Konsequenzen[49] aus der Umsetzung des pauschalierten Entgeltsystems in ihrem Umfang ein hohes Maß an prognostischer Unsicherheit bergen, ist eine Auswirkung sicher zu erkennen: Interne Abläufe werden unter dem Aspekt der Kosten-, Leistungs- und Ressourcensteuerung und -planung eine überlebenswichtige Bedeutung erhalten. Die Art des pauschalierten Vergütungssystems erfordert eine hohe Transparenz des internen Leistungsgeschehens sowohl unter dem Blickwinkel der Kosten pro Behandlungsfall als auch der dabei erbrachten Qualität. Diese Ziele sind dem Case Management immanent.
Die Implementierung von Prozessmanagement zur Optimierung von krankenhausinternen Abläufen wird eine zentrale Aufgabe von Führungsgremien sein. Gilt es doch, gerade im Bereich von Schnittstellen Unwirtschaftlichkeiten aufzuspüren und ohne Rücksicht auf hierarchische, organisatorische und berufsgruppenspezifische Interessen effizienzsteigernde Veränderungen herbeizuführen. Kran-

---
[49] Vgl. *Genzel*, in ArztR 2000, S. 328–333; vgl. auch *Müller v. d. Grün*, in Deutsches Ärzteblatt 2001, S. 77 und *Frantz/Fleck*, in Deutsches Ärzteblatt 2001, S. 19–21; vgl. auch *Roeder et al.*, in das Krankenhaus 2001, S. 115–122

kenhausträger sind gefordert, gewonnene Erkenntnisse (beispielsweise aus der Prozesskostenrechnung, dem Leistungsportfolio oder der Marktanalyse) hinsichtlich der Unternehmensführung auch umzusetzen. Spezialisierung, Kooperation, Outsourcing, Marketing und andere Tools der klassischen Betriebswirtschaft werden eine neue Dimension erhalten.

1.5 Anforderungen an das Krankenhausmanagement unter Marketinggesichtspunkten

Die Schätzungen der nach Einführung der DRG „überlebenden" Krankenhäuser[50] lassen eine dramatische Entwicklung erkennen. Der Wettbewerb wird auf allen Ebenen stattfinden, mit dem Ziel, möglichst viele Patienten in allen Versorgungsformen an das Krankenhaus zu binden. Dabei kommt dem Thema Straffung und Optimierung der internen Versorgungsprozesse eine erhebliche Bedeutung zu. Case Management ist sowohl in der Koordinierung der stationären Behandlung für den Patienten als Indiz für eine qualitativ gute Versorgung zu verwenden als auch für Vor- und Nachsorgeeinrichtungen[51] als strategischer Ansatz

---

[50] Nach einer Studie von Arthur Andersen „Krankenhaus 2000" sinkt die Anzahl der Krankenhäuser in Deutschland bis zum Jahre 2015 von derzeit 2 200 um 30 Prozent auf 1 700 (Quelle: *Wandschneider/Andersen,* in f&w 2000, S. 237). Eine weitere Studie von ERNST & YOUNG, „Gesundheitsversorgung 2020" kommt zu dem Ergebnis, dass die Zahl der Krankenhäuser bis zum Jahre 2020 auf ca. 1 500 zurückgehen wird (Quelle: Deutsches Ärzteblatt, 2005, S. 112.

[51] Vgl. auch die Forderung in § 115 SGB V zur engen Zusammenarbeit zwischen Vertragsärzten und zugelassenen Krankenhäusern mit dem Ziel, eine nahtlose ambulante und stationäre Versorgung der Versicherten zu gewährleisten.

in der reibungslosen Weiterführung therapeutischer Gesamtkonzepte[52]. In diesem Zusammenhang ist auch der Werbeeffekt um das privat versicherte und zahlungskräftige (Patienten-) Kundenklientel von Bedeutung. Gerade diese Patienten sind an möglichst effizienter Versorgung ohne Wartezeit und überflüssiger Diagnostik oder Therapie interessiert.

---

[52] Vgl. auch *Genzel*, in ArztR 2000, S. 331: Als Konsequenz der pauschalen Leistungsvergütung und der Nachrangigkeit vollstationärer Patientenversorgung (§ 39 Abs. 1 SGB V) ist eine umfassende Verzahnung ambulanter (§§ 115, 115 a und 115 b SGB V) und stationärer Versorgungsformen unabdingbar.

2.
Rechtliche Grundlagen zur Patientenversorgung mit Krankenhausleistungen

2.1
Verordnung von Krankenhausbehandlung nach § 73 Abs. 4 SGB V

Die Verordnung[53] von Krankenhausbehandlung gehört zur vertragsärztlichen Leistungspflicht. Nach § 73 Abs. 4 S. 1 SGB V „darf Krankenhausbehandlung nur verordnet werden, wenn eine ambulante Versorgung ... nicht ausreicht." Nach Satz 2 dieser Vorschrift ist die Notwendigkeit der Krankenhausbehandlung bei der Verordnung zu begründen. Die Regelung des § 73 Abs. 4 SGB V korrespondiert mit § 39 Abs. 1 S. 2 SGB V, in dem eine Prüfung der Notwendigkeit der stationären Behandlung durch das Krankenhaus vorgeschrieben ist. Zu unterscheiden ist die Einweisungsverantwortung des Vertragsarztes nach § 73 Abs. 4 S. 1 SGB V und die Verantwortung zur Aufnahme in stationäre Krankenhausbehandlung durch den aufnehmenden Kranken-

---
[53] Bei der „Selbsteinweisung" durch den Patienten sind für die stationäre Aufnahme ausschließlich die Bewertung der Kriterien zur stationären Krankenhausaufnahme nach § 39, Abs. 1 S. 2 SGB V im Moment der Aufnahme durch den Krankenhausarzt (Facharztstandard) maßgeblich.

hausarzt. Übereinstimmendes Ziel der Regelung ist die Vermeidung nicht nötiger Behandlungsleistungen.

2.2
Definition der Krankenhausbehandlung in der gesetzlichen Krankenversicherung nach § 39 SGB V

Durch die Einbindung des Krankenhauses[54] in ein öffentliches Finanzierungssystem[55] lässt sich eine Aufnahme und Behandlungspflicht[56] ableiten, die durch den Leistungsumfang aus dem Versorgungsvertrag definiert wird (§ 109 SGB V).
In § 39 SGB V werden generelle Aussagen zu Inhalt, Form und Umfang der Krankenhausbehandlung für den Versichertenkreis der GKV (§§ 5, 9, 10 SGB V) getroffen. In § 39 Abs. 1 S. 1 SGB V ist die Form der Krankenhausbehandlung festgelegt: stationär, teilstationär, ambulant, vor- und nachstationär[57]. Die Nachrangigkeit der vollstationären Behandlung ergibt sich aus § 39 Abs. 1 S. 2 SGB V. Der Anspruch auf vollstationäre Behandlung[58] ist nur begründet, wenn eine Prüfung durch das Krankenhaus ergeben hat, dass das Behandlungsziel durch keine andere Behandlungs-

---

[54] Die öffentlichen Rechtsbeziehungen des Krankenhauses werden durch kollektivvertragliche Regelungen §§ 108, 109, 112, 115, 116 b SGB V näher ausgestaltet.
[55] Vgl. §§ 8 ff. KHG; § 108, § 109, Abs. 4 SGB V
[56] Vgl. *Genzel*, in Laufs/Uhlenbruck, Handbuch des Arztrechts, 3. Auflage 2002, § 84, RdNr 26
[57] Zur ambulanten, vor- und nachstationären Krankenhausbehandlung wird auf die §§ 115a und 115 b, 116 b SGB V verwiesen.
[58] Der Anspruch auf Krankenhausbehandlung für Mitglieder der GKV (§ 39 SGB V) gilt grundsätzlich nur für nach § 108 SGB V zugelassene Krankenhäuser.

form einschließlich häuslicher Krankenpflege erreicht werden kann. Mit dieser Fassung wird die gesetzgeberische Absicht deutlich: Ausdrücklich wird eine Prüfung[59] der Behandlungsform durch das Krankenhaus angeordnet und gewissermaßen als letztes Mittel die kostenintensivste Form der Krankenbehandlung, die vollstationäre Aufnahme genehmigt. Hier gilt ebenso wie bei der Verordnung von Krankenhausbehandlung nach § 73 Abs. 4 SGB V der Grundsatz „ambulant vor stationär"[60].

Nach ständiger Rechtsprechung des Bundessozialgerichtes (BSG) ist die Behandlung in einem Krankenhaus dann erforderlich, wenn die notwendige medizinische Versorgung *nur* mit den besonderen Mitteln eines Krankenhauses durchgeführt werden kann und eine ambulante ärztliche Versorgung nicht ausreicht.

Der ökonomische Grundgedanke des § 39 SGB V war am deutlichsten in der Betrachtung der Vorläuferregelung, § 184 Reichsversicherungsordnung (RVO) zu erkennen. Danach ist in § 184 Abs. 1 S. 1 die Gewährung von Krankenhauspflege unbegrenzt, wenn die Aufnahme in ein Krankenhaus erforderlich ist, um die Krankheit zu erkennen oder zu behandeln oder Krankheitsbeschwerden zu lindern (§ 184 Abs. 1 S. 1 RVO).

---

[59] Zu Einzelheiten dieser Prüfung sind nach § 112 SGB V zweiseitige Verträge und Rahmenempfehlungen über Krankenhausbehandlung von den Landesverbänden der Krankenkassen und den Verbänden der Ersatzkassen gemeinsam mit den Landeskrankenhausgesellschaften oder den Vereinigungen der Krankenhausträger im Land zu schließen. Nach einem Urteil des BSG vom 17.05.2000, Az: B 3 KR 33/99 R wird die Therapiefreiheit des Krankenhausarztes durch die fehlende Übereinstimmung der (im konkreten Fall) durchgeführten Operation mit der Einweisungsdiagnose nicht eingeschränkt.
[60] Vgl. *Genzel*, in Handbuch des Arztrechts, § 84, RdNr 32–34, Fn 56

2.3
Vertragliche Gestaltungsmöglichkeiten im Rahmen der Krankenhausaufnahme und deren rechtliche Konsequenzen

Bei der Prüfung der geltenden Bestimmungen zur Krankenhausbehandlung ist zwischen gesetzlichem und privat versichertem Leistungsempfänger (in aller Regel Selbstzahler) zu unterscheiden. Die rechtliche Grundlage bildet hinsichtlich der medizinisch erforderlichen Krankenhausversorgung für beide Gruppen der Krankenhausbehandlungsvertrag oder -aufnahmevertrag. In der Terminologie werden in der juristischen Literatur folgende drei Vertragstypen unterschieden[61]:

2.3.1
Verschiedene Vertragstypen zur Krankenhausbehandlung

2.3.1.1
Totaler Krankenhausaufnahmevertrag[62]

Regelmodell für Vertragsbeziehung zwischen Krankenhausträger und GKV-Patient, umfasst sämtliche Leistungen (§ 2 Abs. 2 BPflV) der Krankenhausbehandlung nach § 39 Abs. 1 S.3 SGB V.

---

[61] Vgl. z. B. *Genzel,* in Handbuch des Arztrechts, § 92, § 93 RdNrn 2–8, § 96 RdNr 3, Fn 56 und *Laufs,* in Laufs/Uhlenbruck, Handbuch des Arztrechts, 3. Auflage, 2002, § 98

[62] *Genzel,* in Handbuch des Arztrechts, § 93, RdNr 3, Fn 56 und *Laufs,* in Handbuch des Arztrechts, § 98, RdNr 11, Fn 61

2.3.1.2
Totaler Krankenhausaufnahmevertrag mit Arztzusatzvertrag[63]

Zusätzlich zum totalen Krankenhausaufnahmevertrag wird ein weiterer Vertrag zwischen Patient und liquidationsberechtigtem Arzt geschlossen (z. B. beim Wahlleistungsvertrag § 22 BPflV).

2.3.1.3
Aufgespaltener Krankenhausaufnahmevertrag[64]

Diese Vertragsgestaltung findet im Belegarztwesen der stationären Patientenversorgung Anwendung (§ 121 SGB V, § 23 Abs. 2 BPflV).

2.3.2
Rechtsgrundlagen der Krankenhausbehandlung für Mitglieder der GKV und deren rechtliche Bedeutung

Die Rechtsbeziehung zwischen gesetzlich versicherten Patienten und dem Leistungserbringer Krankenhaus wird durch sozialrechtliche Bestimmungen (SGB V) und öffentliche Planungs- und Finanzierungsregelungen (KHG, BPflV)

---

[63] *Genzel,* in Handbuch des Arztrechts, § 93, RdNrn 6–8, Fn 56 und *Laufs,* in Handbuch des Arztrechts, § 98, RdNrn 9–10, Fn 61
[64] *Genzel,* in Handbuch des Arztrechts, § 93, RdNrn 4–5, Fn 56 und *Laufs,* in Handbuch des Arztrechts, § 98, RdNr 7, Fn 61. Auf detailliertere Ausführungen zu diesem Vertragstyp wird verzichtet, da sie in der Hauptthematik dieser Arbeit von untergeordneter Bedeutung sind.

überlagert und beeinflusst. Allgemeine Krankenhausleistungen (§ 2 Abs. 1 u 2 BPflV) sind zwar nach § 17 Abs. 1 S. 1 KHG nach einheitlichen Grundsätzen zu vergüten. Die Zahlungspflichten und –wege sind jedoch für gesetzlich Versicherte und Selbstzahler unterschiedlich[65]. Im Rahmen der Mitgliedschaft in der GKV gilt das Sach- und Dienstleistungsprinzip[66], wahlweise, soweit im SGB V vorgesehen, das Kostenerstattungsprinzip[67].

Haftungsrechtlich verbleibt es für den gesetzlich versicherten Patienten durch den Krankenhausaufnahmevertrag und den Rechtsgrundsätzen der unerlaubten Handlung (§§ 823 ff. Bürgerliches Gesetzbuch (BGB)) bei bürgerlich-rechtlichen Beziehungen mit dem Krankenhausträger[68].

2.3.3
Rechtliche Voraussetzungen der Krankenhausbehandlung für Selbstzahler nach § 611 BGB

Die Rechtsbeziehung zwischen privat versicherten Patienten und dem Krankenhaus ist hinsichtlich der Vertragspflichten überwiegend privatrechtlicher Natur (§§ 611 ff. BGB). Öffentlich-rechtliche Normen beeinflussen aber diese Rechtsbeziehungen[69].

---

[65] Vgl. *Genzel,* in Handbuch des Arztrechts, § 92, RdNr 1, Fn 56
[66] § 2, Abs. 2 SGB V
[67] §§ 13 ff. SGB V
[68] Vgl. *Genzel,* in Handbuch des Arztrechts, § 93, RdNr 3, Fn 56
[69] Öffentlich-rechtliche Beeinflussung: Vergütung der allgemeinen Krankenhausleistungen nach der BPflV; einheitliche Berechnung der Pflegesätze für alle Benutzer; Berechnung von Wahlleistungen nur, wenn die allgemeinen Krankenhausleistungen nicht beeinträchtigt werden, die gesonderte Berechnung mit dem Krankenhaus vor der Erbringung schriftlich vereinbart ist. (§ 22, Abs. 1 S. 1 und Abs. 2 BPflV). Aus dieser Vereinbarung ergibt sich nach § 22, Abs. 3 S. 1 BPflV eine Liquidationskette, wonach alle an der Behandlung beteiligten und liquidationsberechtigten Ärzte einbezogen sind.

In der vertraglichen Beziehung überwiegen die Merkmale des Dienstvertrages nach § 611 BGB[70]. Der totale Krankenhausaufnahmevertrag mit Zusatzvertrag regelt ebenso wie bei den gesetzlich versicherten Patienten die ärztliche Behandlung und die gesamte Krankenhausversorgung. Hinzu kommen kann aber ein weiterer Vertrag zwischen liquidationsberechtigtem Arzt (in der Regel Chefarzt) und Patient im Rahmen einer Wahlleistung, der den Arzt zur persönlichen Leistungserbringung[71] verpflichtet und zur Eigenliquidation berechtigen kann[72]. Hinsichtlich der Zahlungswege besteht bei „Selbstzahlern" aus der Mitgliedschaft in einer privaten Krankenversicherung[73] gegebenenfalls ein Kostenerstattungsanspruch.

Haftungsrechtlich können sowohl gegenüber dem Krankenhausträger als auch gegenüber dem liquidationsberechtigten Arzt Ansprüche aus positiver Vertragsverletzung bestehen[74].

Neben den in o. g. Vorschriften geregelten allgemeinen Krankenhausleistungen können aber auch Wahlleistungen[75] in Anspruch genommen werden, die definitionsgemäß ebenfalls zu den Krankenhausleistungen[76] (§ 2 Abs. 1 S. 1, Halbsatz. 2 i. V. m. §§ 22 ff. BPflV) zählen. Vertraglich sind Wahl-

---

[70] Bezüglich der Merkmale von Hotelleistungen wie Unterbringung und Verpflegung sind beispielsweise auch das Mietrecht und werkvertragliche Komponenten von Bedeutung, die aber im Verhältnis zur hauptsächlichen Leistung, der medizinischen Behandlung, eine untergeordnete Rolle spielen. Vgl. auch *Genzel*, in Handbuch des Arztrechts, § 93, RdNrn 2 und 3, Fn 56

[71] Vgl. *Genzel,* in Handbuch des Arztrechts, § 91, RdNrn 11–17 und § 93, RdNr 6, Fn 56

[72] Vgl. *Genzel,* in Handbuch des Arztrechts, § 93, RdNr 6 und § 91, RdNrn 17a–21, Fn 56 und *Laufs,* in Handbuch des Arztrechts, § 98, RdNr 8, Fn 61

[73] Vgl. *Krauskopf,* in Handbuch des Arztrechts, § 29, RdNrn 28–29, Fn 31

[74] *Schlund*, in Laufs/Uhlenbruck, Handbuch des Arztrechts, 3. Auflage, 2002, § 115, RdNrn 41, 70 und *Laufs,* in Handbuch des Arztrechts, § 98 RdNrn 9–10, Fn 61

[75] Vgl. auch *Genzel,* in Handbuch des Arztrechts, § 92, RdNr 2, § 86, RdNrn 159–160, Fn 56

[76] Die nachfolgenden Ausführungen beziehen sich ausschließlich auf die allgemeinen Krankenhausleistungen nach § 2, Abs. 1 u. 2 BPflV.

leistungsvereinbarungen eindeutig dem Privatrecht zuzuordnen[77].

2.4
Inhalt und Umfang der Krankenhausbehandlung nach §§ 28 Abs. 1, 39, 112, 115 SGB V

Der Anspruch des GKV-Patienten auf Krankenhausbehandlung (§ 2 Abs. 2, § 27 Abs. 1 Nr. 5 SGB V) wird in § 39 Abs. 1 SGB V näher bestimmt. Neben der Form der Krankenhausbehandlung, die in Abs. 1 S. 1 präzisiert ist, wird in Satz 3 unter Hinweis auf den Versorgungsauftrag[78] der Umfang der medizinischen Versorgung definiert: „Die Krankenhausbehandlung umfasst ... alle Leistungen, die im Einzelfall nach Art und Schwere der Krankheit ... notwendig sind ..., insbesondere ärztliche Behandlung (§ 28 Abs. 1 SGB V), Krankenpflege, Versorgung mit Arznei-, Heil- und Hilfsmitteln, Unterkunft und Verpflegung". Der Umfang der Krankenhausbehandlung wird hier einerseits begrifflich umfassend festgelegt, andererseits wird aber

---
[77] Vgl. *Genzel,* in Handbuch des Arztrechts, § 92, RdNr 4 u. § 93, RdNrn 6–8, Fn 56
[78] Bei der Prüfung von Ansprüchen im Leistungsumfang der Krankenhausbehandlung spielt der Versorgungsauftrag eine größere Rolle, einerseits im Bereich der Qualifikationsanforderungen an Ärzte (Facharztstandard) in der Patientenaufnahme, und andererseits in der gerätetechnischen Bereitstellung. Vgl. auch *Thomas* in Palandt, BGB, 64. Auflage, 2005, § 823 BGB, RdNr 47, zur Frage nach Inhalt und Umfang der Aufklärung: Eine gegebenenfalls erforderliche und nicht durchgeführte Aufklärung über die fachliche Qualität der behandelnden Ärzte, den zur Verfügung stehenden medizinischen und technischen Standard des Krankenhauses und über Leistungsreduzierung aus finanziellen Gründen führt zur Schadenersatzpflicht. Nach Auffassung des BGH wird die Aufnahme in ein Krankenhaus ohne die erforderliche technische Ausstattung als Organisationsverschulden beurteilt (BGH NJW 1989, S. 2321).

die Schwere der Krankheit im individuellen Einzelfall als Maßstab für die Leistungspflicht vorgegeben[79].

2.4.1
Zweiseitige Verträge nach §§ 112, 115 SGB V

Nach § 112 SGB V sind die Landesverbände der Krankenkassen und die Verbände der Ersatzkassen gemeinsam aufgefordert, mit der Landeskrankenhausgesellschaft oder mit den Vereinigungen der Krankenhausträger im Land gemeinsame Verträge zu Art und Umfang der Krankenhausbehandlung zu schließen. Hinsichtlich der Beziehungen zwischen Krankenhäusern und Vertragsärzten sind die im § 112 SGB V genannten Verbände der Kassen und die Kassenärztliche Vereinigung in § 115 SGB V aufgerufen, ebenfalls mit den Landeskrankenhausgesellschaften oder den Vereinigungen der Krankenhausträger im Land gemeinsame Verträge zu schließen mit dem Ziel, durch enge Zusammenarbeit zwischen Vertragsärzten und zugelassenen Krankenhäusern eine nahtlose ambulante und stationäre Behandlung der Versicherten zu gewährleisten. Diese Verträge sind für Krankenkassen, zugelassenen Krankenhäuser und Vertragsärzte unmittelbar verbindlich (§ 112 Abs. 2 S. 2; § 115 Abs. 2 S. 2 SGB V).

---

[79] Vgl. *Thomas,* in Palandt, Organisationsfehler mit Schadenersatzanspruch wegen fehlender Überprüfung von Diagnose und Therapie eines durch einen in der Fachausbildung stehenden Arztes aufgenommenen Patienten (BGH NJW 1987, S. 1479), Fn 78

2.4.2
Mitwirkung nichtärztlicher Personenkreise bei der Patientenbehandlung (§ 39 Abs. 1 S. 3 und § 28 Abs 1 S. 2 SGB V)

Im Gegensatz zu § 39 Abs. 1 S. 2 SGB V hinsichtlich der Entscheidung über die Anordnung stationärer Krankenhausbehandlung, die explizit in Verbindung mit dem Berufsrecht der Ärzte zu sehen ist, wird in der Notwendigkeit der Verordnung von diagnostischen und therapeutischen Einzelfallleistungen nach § 39 Abs. 1 S. 3 SGB V keine weitere Zuordnung auf Berufsgruppen vorgenommen. In Verbindung mit § 28 Abs. 1 S. 2 SGB V wird die ärztliche Anordnungsverantwortung bei den an der Behandlung beteiligten Personenkreisen verdeutlicht. Zur ärztlichen Behandlung gehören demnach „…auch die Hilfeleistung anderer Personen, die von dem Arzt angeordnet und von ihm zu verantworten ist". In der Praxis stehen damit Leistungen von Berufsgruppen wie Krankengymnasten, Masseuren, Logopäden, Medizintechnischen Assistenten, Diätassistenten unter Weisung und Aufsicht des Arztes. Auch die Krankenpflege, auf die ausdrücklich in § 39 Abs. 1 S. 3 SGB V hingewiesen wird, ist hinsichtlich der Anordnung von Behandlungspflege[80] eindeutig von dieser Regelung erfasst.

---
[80] Vgl. *Genzel,* in Handbuch des Arztrechts, § 88, RdNrn 4–5, Fn 56

3.
Rechtliche Grundlagen zur Anordnung von stationärer Krankenhausbehandlung

3.1
Anordnung von Krankenhausbehandlung nach § 39 Abs. 1 SGB V i. V. m. der Weiterbildungsordnung für die Ärzte Bayerns

Die Anordnung von Krankenhausbehandlung (§ 39 Abs. 1 SGB V) obliegt im Gegensatz zur Verordnung von Krankenhausbehandlung (Vertragsärztliche Leistung nach § 73 Abs. 4 SGB V) dem aufnehmenden Krankenhaus, also dem in der Organisation verantwortlichen Krankenhausarzt[81]. Abzustellen ist dabei auf die Prüfung der Krankenhausbehandlungsbedürftigkeit durch einen fachkompetenten Arzt[82]. Nach § 112 SGB V sind in zweiseitigen Verträgen Einzelheiten zur Prüfung der Notwendigkeit vollstationärer Krankenhausbehandlung zu regeln.

---

[81] Diese Einschätzungsprärogative wird in einer Revisionsentscheidung des BSG vom 17.5.2000 Az: – B 3 KR 33/99 R – („Magenteilresektion"), in einem Rechtsstreit zwischen Krankenhaus und Krankenkasse zur Rechtswirksamkeit einer Kostenübernahmeerklärung erneut bestätigt. Dieses Urteil weist unter anderem insbesondere darauf hin, dass die Ärzte des zugelassenen Krankenhauses mit Wirkung für die Krankenkassen über die Krankenhausaufnahme und die erforderlichen Behandlungsmaßnahmen entscheiden. Fn 59
[82] Vgl. *Genzel*, in Handbuch des Arztrechts, § 87, RdNr 6, Fn 56

In der ständigen Rechtsprechung des BSG erfordert die Behandlung im Krankenhaus Facharztstandard[83]. Dies bedeutet nicht zwangsläufig, dass nur ausgebildete Fachärzte[84] tätig werden dürfen. Auch Ärzte in der Weiterbildung zum Facharzt können, soweit sie im Rahmen ihrer Ausbildung die erforderlichen Fähigkeiten besitzen (der ausbildende Arzt hat sich jeweils über den Fortschritt des Erfahrungswissens zu überzeugen), in diese Aufgaben miteinbezogen werden. Es muss jedoch sichergestellt sein, dass im Bedarfsfalle die Patientenversorgung mit fachärztlicher Qualität sichergestellt ist. Dieser Grundsatz gilt uneingeschränkt auch für die Aufnahmeentscheidung.

---

[83] Vgl. *Laufs,* in Handbuch des Arztrechts, § 11, RdNr 48, Fn 61
[84] Landesrechtliche Regelung Art 27–36 Heilberufe Kammergesetz (HKaG), in der Fassung der Bekanntmachung vom 6. Februar 2002 (GVBl S. 42, BayRS 2122-3-G), für die Ärzte in Bayern festgelegt in der Weiterbildungsordnung für die Ärzte Bayerns, Neufassung vom 24. April 2004, Bayerisches Ärzteblatt 2004, S. 411 und Spezial 1/2004

3.2
Auswirkungen der ärztlichen Berufsordnung nach § 1 Abs. 1 und § 2 Abs. 1, 4 und § 23 MBO-Ä[85]

3.2.1
Definition der Freiheit des Arztberufes nach § 1 Abs. 1 MBO-Ä

Bezüglich der ärztlichen Entscheidung ergibt sich aus § 1 Abs. 1 der MBO-Ä, dass der Arzt bei der Ausübung seines Berufes eigenverantwortlich und frei ist[86]. Dies bedeutet, dass hinsichtlich seiner Entscheidungen in der Patientenbehandlung und den daraus erwachsenden Konsequenzen – in diesem Fall die Anordnung von Krankenhausbehandlung – der Grundsatz der Therapie- und Diagnosefreiheit gilt.

3.2.2
Einfluss der §§ 2 Abs. 1 und 4, 23 Abs. 2 der MBO-Ä

Nach § 2 Abs. 1 der MBO-Ä gilt die Berufsausübung nach dem Gewissen des Arztes, den Geboten der ärztlichen Ethik und der Menschlichkeit als Maxime der allgemeinen ärzt-

---

[85] Musterberufsordnung für die deutschen Ärztinnen und Ärzte, DÄBl 22, 2004, S. A-1578 ff.
[86] Vgl. auch *Laufs*, in Handbuch des Arztrechts, § 3, RdNr 8, Fn 61

lichen Berufspflicht. Hinsichtlich seiner ärztlichen Entscheidungen darf der Arzt keine Weisungen von Nichtärzten entgegennehmen (§ 2 Abs. 4 der MBO-Ä). Auch zu Auswirkungen durch Beschäftigungsverhältnisse wird im Hinblick auf die ärztliche Entscheidungsfreiheit in § 23 Abs. 2 der MBO-Ä Stellung bezogen: Die Unabhängigkeit ärztlicher Entscheidungen darf durch arbeits- oder dienstrechtliche Vereinbarungen nicht beeinträchtigt werden[87.]

3.3
Rechtliche Zuordnung von Leistungen nichtärztlicher Heilberufe nach § 39 Abs. 1 SGB V i. V. m. § 28 Abs. 1 S. 2 SGB V

Ein Anspruch der Versicherten auf nichtärztliche Leistungen insbesondere auf Krankenpflege, wird in § 39 Abs. 1 S. 3 SGB V durch die Formulierung „Die Krankenhausbehandlung umfasst … alle Leistungen, die … für die medizinische Versorgung der Versicherten notwendig sind, insbesondere ärztliche Behandlung (§ 28 Abs. 1 SGB V), Krankenpflege, Heil-[88] und Hilfsmittel[89]…" statuiert. Präzisiert wird in § 28 Abs. 1 S. 2 SGB V die Verpflichtung zur Anordnung von Hilfeleistungen anderer Personen und die dabei nicht aufgehobene ärztliche Verantwortung.
Im Kontext der in der Patientenbehandlung involvierten Personen- und Berufsgruppen ist die Zusammenarbeit von

---
[87] Vgl. auch *Laufs,* in Handbuch des Arztrechts, § 3, RdNr 11, Fn 61
[88] §§ 124 ff. SGB V
[89] §§ 126 ff. SGB V

ärztlichem mit nichtärztlichem Personal von vertikaler, hierarchisch strukturierter Arbeitsteilung geprägt.
Die Gesamtverantwortung des Arztes für den Patienten bleibt zwar bestehen, er darf aber im Hinblick auf Sorgfalt, Umsicht und Gewissenhaftigkeit auf die unmittelbare Primärverantwortlichkeit der Hilfskräfte vertrauen[90]. Dabei ist im pflegerischen Leistungsbereich entsprechend der ärztlichen Anordnungsverantwortung zwischen Grundpflege und Behandlungspflege zu unterscheiden. So ist die ärztliche Anordnungs- und Überwachungspflicht[91] für behandlungspflegerische Leistungen zwingend erforderlich, die Durchführung der Grundpflege demgegenüber auch haftungsrechtlich ausschließlich dem Verantwortungsbereich der Pflegekräfte zuzuordnen[92].

---

[90] Vgl. *Ulsenheimer,* in Laufs/Ulenbruck, Handbuch des Arztrechts, 3. Auflage, 2002, § 140, RdNrn 22 und 23 und *Laufs,* in Handbuch des Arztrechts, § 101, RdNr 11, Fn 61
[91] *Genzel/Siess,* in MedR 1999, S. 1–12
[92] *Andreas,* in Chirurg BDC 2000, S. 334

3.4
Aufgaben und Verantwortung nichtärztlicher Berufsgruppen

3.4.1
Rechtsgrundlagen für Aufgaben und Verantwortungsbereiche der Krankenpflegeberufe[93] in der vollstationären Patientenversorgung nach KrPflG und KrPflAPrV

Rechtliche Grundlage für Aufgaben- und Verantwortungsbereiche der Pflegeberufe bilden das Gesetz über die Berufe in der Krankenpflege (KrPflG)[94] und die Ausbildungs- und Prüfungsverordnung für die Berufe in der Krankenpflege (KrPflAPrV)[95] sowie Organisationsregelungen in den Kliniken[96]. Wie oben bereits beschrieben ist im Aufgabenbereich der Krankenpflege zwischen Grund- und Behandlungspflege[97] zu unterscheiden. Das KrPflG vom 16. Juli 2003 unterscheidet in § 3 Abs. 2 zwischen „eigen-

---

[93] Landesrechtliche Regelung z. B. Bayern: Art 18 des Gesetzes über den öffentlichen Gesundheits- und Veterinärdienst, die Ernährung und den Verbraucherschutz sowie die Lebensmittelüberwachung (Gesundheitsdienst- und Verbraucherschutzgesetz – GDVG) vom 24. Juli 2003 (GVBl S. 452 ff., zuletzt geändert am 25.10.2004, GVBl S 398).
[94] KrPflG vom 16. Juli 2003 (BGBl I, S. 1442 ff.)
[95] . KrPflAPrV vom 10. November 2003 (BGBl I S. 2263 ff.)
[96] Vgl. *Ulsenheimer*, in Handbuch des Arztrechts, § 140, RdNrn 19–24, Fn 89
[97] Zwar ist die Pflege-Personalregelung (PPR) vom 21.12.1992 (BGBl I, S. 2266, 2316) durch Art. 13 des 2. GKV-Neuordnungsgesetzes aufgehoben, als Einordnungsmuster für pflegerische Handlungen kann sie aber weiterhin auch in rechtlicher Hinsicht herangezogen werden. Vgl. auch *Genzel*, in Handbuch des Arztrechts, § 88, RdNr 4, Fn 56

verantwortlich" auszuführenden Aufgaben und „im Rahmen der Mitwirkung" auszuführende Aufgaben. Vorbehaltsaufgaben für Pflegende, die nach KrPflG ausgebildet sind, können davon aber nicht abgeleitet werden. Auf Grund des Fehlens definierter Vorbehaltsaufgaben für Pflegepersonen sind die Vorschriften des § 3 Abs. 2 KrPflG in Verbindung mit krankenhausinternen Organisationsregelungen[98] zur Gestaltung von Aufgaben- und Verantwortungsstrukturen heranzuziehen. Hinsichtlich des arztabhängigen Aufgabenbereiches in der Assistenz ergeben sich in der Praxis immer wieder Abgrenzungsschwierigkeiten durch das Fehlen ausdrücklicher Regelungen zu Vorbehaltsaufgaben auch im Arztbereich[99] zur Übertragung von Injektionen und Blutentnahmen[100].

Neben der formalen Qualifikation nach der Ausbildungs- und Prüfungsverordnung muss, so die in der Literatur ziemlich durchgängige Meinung von Juristen[101] und Medizinern[102], die materielle Befähigung der ärztlichen Hilfskraft entsprechend berücksichtigt werden. Unberührt davon ist die ärztliche Anordnungsverantwortung und die Pflicht, nichtärztliches Personal entsprechend dem Grad seiner

---

[98] Z. B. Dienstanweisungen, Stellen- und Aufgabenbeschreibungen
[99] *Laufs,* in Handbuch des Arztrechts, § 101, RdNr 11: „So hat der BGH bis heute nicht ausdrücklich und umfassend darüber entschieden, ob und welche Injektionen die Arzt dem Hilfspersonal übertragen darf". Fn 61
[100] Vgl. Stellungnahme der Deutschen Krankenhaus Gesellschaft (DKG) v. 11.03.1980 zur Durchführung von Injektionen, Infusionen und Blutentnahmen durch das Krankenpflegepersonal in das Krankenhaus, 1980, S. 46–65; vgl. auch *Kern,* in Laufs/Uhlenbruck, Handbuch des Arztrechts, 3. Auflage 2002, § 155, RdNr 40 und *Hahn,* in NJW 1981, S. 1977 ff.; Nach *Weber,* PflegeRecht 2000, S. 90, wird aus der Rechtsprechung eine Zulässigkeit der Delegation von Injektionen auf ausgebildetes Krankenpersonal bejaht, „wenn die einzelne Pflegekraft die jeweilige Technik theoretisch und praktisch beherrscht, bei Injektionen und Tätigkeiten im Zusammenhang mit Infusionen auch Kenntnisse über die Auswirkungen des verwendeten Medikamentes hat, und wenn diese Qualifikation im Zeitpunkt des Tätigwerdens vorliegt". Vgl. auch Roßbruch in PflegeRecht 2003, S. 95 ff., S. 139 ff.
[101] Vgl. z B. *Laufs,* in Handbuch des Arztrechts, § 101, RdNrn 11–12, Fn 61 und *Eberhardt,* in MedR 1986, S. 117 ff. oder *Hahn,* in NJW 1981, S. 1977 ff.
[102] Vgl. Stellungnahme der Bundesärztekammer v. 16.02.1974, in DÄBl 85, Heft 31/32, 8. August 1988

Zuverlässigkeit zu überwachen[103]. Beispielhaft sei dazu in der Thematik der Delegation von Aufgaben im Zusammenhang mit der Lagerung von Patienten zu einer Operation, auf die Vereinbarungen[104] zwischen den Berufsverbänden der Anästhesisten und Chirurgen hingewiesen. Pflegekräfte, die mit der Durchführung[105] der Lagerung beauftragt werden, handeln dabei auf Weisung und in Anordnungsverantwortung des Chirurgen[106].

3.4.2
Rechtsgrundlagen für Aufgaben und Verantwortung weiterer nichtärztlicher Heilberufe in der vollstationären Patientenversorgung nach § 28 Abs. 1 S. 2 SGBV und § 30 Abs. 2 der MBO-Ä

Zur ärztlichen Behandlung gehört nach § 28 Abs. 1 S. 2 SGB V auch die Hilfeleistung anderer Personen[107], die von dem Arzt angeordnet[108] und von ihm zu verantworten ist. Nach § 30 Abs. 3 der MBO-Ä ist die Zusammenarbeit des Arztes mit Angehörigen anderer Gesundheitsberufe zuläs-

---

[103] Vgl. *Laufs*, in Handbuch des Arztrechts, § 101, RdNr 12, Fn 61
[104] Veröffentlicht in MedR 1983, S. 21 ff.; vgl. auch *Opderbecke/Weißauer*, Entschließungen – Empfehlungen – Vereinbarungen. Ein Beitrag zur Qualitätssicherung in der Anästhesiologie, 2. Auflage, 1991, S. 46–47
[105] Haftungsrechtlich erfolgt damit auch die Übernahme der Durchführungsverantwortung, vgl. auch *Andreas*, in Chirurg BDC 2000, S. 334–335 und Fn 99
[106] *Böhme*, in plexus 1997, S. 55–57
[107] Für Angehörige der gesetzlich geregelten nichtärztlichen Heilberufe gilt die Berufsaufsicht des Gesundheitsamtes, Art 12 Abs. 2 GDVG. Auf die Problematik der Beschäftigung von Arzthelferinnen in der Vertragsarztpraxis wird in dieser Abhandlung wegen der untergeordneten Bedeutung in der stationären Patientenbehandlung nicht eingegangen.
[108] Vgl. *Ulsenheimer*, in Handbuch des Arztrechts, § 140, RdNr 23, Fn 89

sig, wenn die Verantwortungsbereiche des Arztes und des Angehörigen des Gesundheitsberufes klar erkennbar voneinander getrennt bleiben. Für eine Reihe von Aufgaben nichtärztlicher Gesundheitsberufe ist diese Forderung auch aus ärztlicher Sicht unproblematisch[109]. Über die genannten Bestimmungen hinaus findet sich in § 23 Röntgenverordnung[110] eine Vorschrift, die Bezug nimmt auf die Anwendungsberechtigung im nichtärztlichen Personenkreis[111]. Letztendlich verbleibt beim Arzt in jedem Fall die Anordnungsverantwortung und die Pflicht, das nichtärztliche Personal in geeigneter Weise zu überwachen[112].

---

[109] Z. B. Laborleistungen, Ton- und Sprachaudiometrie, das Anfertigen von EKG und EEG oder physiotherapeutische Leistungen, wobei der Grundsatz der ärztlichen Anordnung und Verantwortung nach § 28 Abs. 1 S. 2 SGB V unverändert bestehen bleibt.
[110] Verordnung über den Schutz von Schäden durch Röntgenstrahlen (Röntgenverordnung – RöV vom 08.01.1987, BGBl I, S 114), in der Fassung vom 30.04.2003
[111] Medizintechnische Assistenten und Medizintechnische Radiologieassistenten
[112] *Laufs,* in Handbuch des Arztrechts, § 101, RdNr 12, Fn 61

4.
Case Management in der vollstationären Krankenhausbehandlung

4.1 Aufgaben und Zielsetzung im Case Management

Case Management ist der methodische Ansatz, die Aufgaben und Abläufe aller in der Patientenversorgung tätigen Professionen zu koordinieren mit dem Ziel, die Leistungserbringung möglichst effizient und effektiv zu gestalten[113]. Als gleichrangiges Ziel ist darüber hinaus die Versorgungsqualität und die Angemessenheit erbrachter Leistungen von Bedeutung[114]. Ein weiterer Effekt ist die Verbesserung der Dokumentationsqualität, da innerhalb des Case Managements Kriterien und Regeln aufgestellt werden, die eine Prüfung der Behandlungswege und -qualität erst ermöglichen. Nach dem beschriebenen Modell des amerikanischen Case Managements fehlen dafür hier zu Lande eine Reihe bindender Richtlinien und Vorgaben, um die Prüfung der Behandlungsabläufe nach rechtlich fundierten Parametern durchzuführen. In Anbetracht der bereits laufenden Dokumentationsprüfungen des Medizinischen

---
[113] Vgl. *Ewers,* in Case Management in Theorie und Praxis, 1. Auflage, 2000, S. 53–61
[114] Vgl. *Ewers,* in Case Management in Theorie und Praxis, S. 53–61, Fn 113

Dienstes der Krankenkassen (MDK) hinsichtlich der Notwendigkeit stationärer Behandlungsform, können die in § 137e Abs. 3 SGB V durch den Gesetzgeber in Auftrag gegebenen Leitlinien nicht abgewartet werden. Die Dokumentation erhält damit neben der Qualitäts- und Haftungsdimension eine neue Bedeutung. Über die Aufgabendefinition im Case Management können die Ansprüche an das Dokumentationswesen konkretisiert werden sowohl für spezielle Behandlungspfade auf der Grundlage definierter Diagnosen oder Operationsverfahren als auch in Form von allgemein gültigen Dokumentationsrichtlinien, die durch den Case Manager auf ihre korrekte Anwendung überprüft werden. Die bereits bestehenden oder im Case Management zu erarbeitenden Behandlungspfade Clinical Pathways können als Grundlage für die krankenhausinterne Prozessoptimierung genutzt werden.

4.2
Grundlagen zur Durchführung von Case Management

4.2.1
Dokumentation der Patientenbehandlung

Die Dokumentation spielt sowohl unter dem Aspekt der Qualitätssicherung als auch in der haftungsrechtlichen Thematik bereits jetzt eine zentrale Rolle. In Anbetracht der bevorstehenden Einführung eines umfassenden, pauschalierten Entgeltsystems, in dem die Höhe der zu erzielenden Erlöse unter anderem abhängig ist von den erfassten Nebendiagnosen, erhält die Dokumentation als Grundlage zur Ermittlung der jeweiligen G-DRG eine weit reichende, leistungsrechtliche und erlösrelevante Bedeutung[115].

Die Überprüfung von Behandlungsverläufen, insbesondere in der Begründung zur Notwendigkeit stationärer Versorgung, erfolgt schon seit längerem auf der Grundlage der Patientendokumentation. Auch im Case Management stellt die Patientendokumentation[116] neben der temporären persönlichen Präsenz des Case Managers eine maßgebliche Quelle in der Bewertung des Behandlungsverlaufes und der Ablauforganisation nach vorgegebenen Kriterien dar.

4.2.2
Rechtsgrundlagen der Dokumentation

Die Verpflichtung zur ausführlichen, sorgfältigen und vollständigen Dokumentation der ärztlichen Behandlung und pflegerischen Maßnahmen besteht als vertragliche Nebenpflicht aus dem Krankenhausbehandlungsvertrag[117]. Ärztliche und nichtärztliche Mitarbeiter werden hierbei als Erfüllungsgehilfen des Krankenhausträgers tätig. Für Ärzte ist die Pflicht zur Dokumentation auch im Berufsrecht, § 10 Abs. 1 MBO-Ä begründet. Spezielle gesetzliche Regelungen[118] gelten im Bereich des Strahlenschutzes[119,] der An-

---

[115] Vgl. *Genzel,* in ArztR 2000, S. 332
[116] Vgl. *Sangha et al.,* in Chirurg 1999, S. 201–202
[117] Vgl. *Uhlenbruck,* in Laufs/*Uhlenbruck,* Handbuch des Arztrechts, 3. Auflage, 2002, § 59, RdNrn 1–12
[118] Vgl. *DKG,* Die Dokumentation der Krankenhausbehandlung, 2. Auflage, 1999, S. 8–10
[119] § 43 Verordnung über den Schutz vor Schäden durch ionisierende Strahlen (Strahlenschutzverordnung – StrlSchV), in BGBl I, 2001, S. 1714, v. 20. Juli 2001, zuletzt am 18. 6.2002, BGBl I S. 1459

wendung von Röntgenstrahlung[120] und im Transfusions-[121] und Transplantationswesen[122]. Aus umfangreicher Rechtsprechung des BGH lassen sich folgende Grundsätze der Dokumentation zusammenfassen[123]:

- Zweck der Dokumentation ist die Therapiesicherung, die Beweissicherung und die Rechenschaftslegung[124]
- Dokumentationspflichtig[125] sind alle wesentlichen und tatsächlichen Feststellungen, diagnostische und therapeutische Maßnahmen der an der Patientenbehandlung beteiligten Berufsgruppen, insbesondere aber der Ärzte und des Pflegepersonals[126]
- Dokumentationsformen sind nicht eindeutig vorgegeben; sichergestellt sein muss, dass der Behandlungsverlauf für einen Fachmann anhand der Dokumentation sofort zu verstehen ist; dazu können im Einzelfall auch Stichpunkte ausreichend sein; ebenfalls zulässig ist die digitale Dokumentation[127]
- Dokumentation hat in unmittelbarem zeitlichen Zusammenhang mit der erbrachten Leistung oder Feststellung zu erfolgen
- Die Gesamtverantwortung für die ärztliche Dokumentation obliegt dem Leitenden Arzt, für die pflegerische Dokumentation ist die Leitende Pflegekraft verantwortlich; dabei ist der Leitende Arzt verpflichtet, die inhaltliche Vollständigkeit der pflegerischen Dokumentation zu prüfen

---

[120] § 28 RöV, Fn 110
[121] Gesetz zur Regelung des Transfusionswesens (Transfusionsgesetz – TFG) vom 01.07.1998 (BGBl I, 1752) zuletzt geändert durch G. v. 10. 2.2005, BGBl I, S. 234
[122] Vgl. *Kühn*, in MedR 1998, S. 455–461
[123] Vgl. *Uhlenbruck*, in Handbuch des Arztrechts, § 59, RdNrn 1 ff., Fn 117
[124] Vgl. *Uhlenbruck*, in Handbuch des Arztrechts, § 59, RdNrn 5–8, Fn 117
[125] Vgl. *Laufs*, in Handbuch des Arztrechts, § 111 RdNr 3, Fn 61
[126] Vgl. *Uhlenbruck*, in Handbuch des Arztrechts, § 59, RdNr 9, Fn 117 und *DKG*, Die Dokumentation der Krankenhausbehandlung, S. 11–21, Fn 118
[127] Vgl. *Uhlenbruck*, in Handbuch des Arztrechts, § 59, RdNr 11, Fn 117

4.2.3
Anforderungen an die Dokumentation aus Sicht des Case Managements

In Anbetracht der Zielsetzung des Case Managements in der stationären Patientenversorgung bildet die Dokumentation die Grundlage zur schlüssigen Nachvollziehbarkeit des gesamten Behandlungsverlaufs. Abgesehen von den bereits beschriebenen grundsätzlichen Anforderungen an die Dokumentation ist auch im Zusammenhang mit den Prüfungen des MDK hinsichtlich der Fehlbelegung die Dokumentation auf diese Anforderungen auszurichten[128]. Es ist deshalb empfehlenswert, für häufige Diagnosen oder Therapieverfahren Behandlungspfade zu erstellen und darin die Anforderungen an die Dokumentation zu beschreiben. Die so erstellten Vorgaben erleichtern die Vollständigkeits- und Plausibilitätsprüfungen[129] in der Ermittlung der richtigen G-DRG und sichern dadurch die Erlöse. Gleichzeitig ermöglichen sie die transparente verursachungsgerechte Kostendarstellung innerhalb der einzelnen G-DRG-Gruppen des jeweiligen Krankenhauses, erlauben so Einblicke in Teilprozesse und Prozessketten und geben Hinweise auf Veränderungspotenziale.

---

[128] Vgl. Kap. 4.2.4
[129] Kompatibilität erfasster Diagnosen nach „Internationale statistische Klassifikation der Krankheiten und verwandter Gesundheitsprobleme", ICD-10 – GM-2005 und Prozedurenschlüssel nach „Operationsschlüssel – OPS nach § 301 SGB V", Version 2005 in Verbindung mit der gesamten Patientendokumentation

4.2.4
Prüfungskriterien der vollstationären Patientenversorgung nach § 17c KHG[130]

Mit Einführung der Pflegeversicherung[131] erhielt die Diskussion der Notwendigkeit vollstationärer Behandlung unter dem Schlagwort „Fehlbelegung"[132] eine neue Dimension. In § 17c Abs. 1 KHG wird der Krankenhausträger aufgefordert sicherzustellen, dass keine Patienten in das Krankenhaus aufgenommen werden oder dort verbleiben, die nicht oder nicht mehr der stationären Krankenhausbehandlung bedürfen. Nach Absatz 2 dieser Vorschrift haben die Krankenkassen die Aufgabe, durch die gezielte Einschaltung des MDK darauf hinzuwirken, dass Fehlbelegungen vermieden und bestehende Fehlbelegungen zügig abgebaut werden. Die bisherigen Fehlbelegungsanalysen der Kostenträger deuten darauf hin, dass die Gründe, die zur „Fehlbelegung" führen, nur im geringen Umfang im klinischen Bereich[133] liegen. Ursächlich sind vielmehr organisatorische Defizite und mangelhafte Dokumentation[134].
Bei einer Begutachtung der Dokumentation auf Fehlbelegung werden sowohl ärztliche als auch pflegerische Eintragungen bewertet[135].
Bewertungsgrundlage der Angemessenheit stationärer Patientenbehandlung bildet das englische Appropriateness Evaluation Protocol (AEP)[136]. Ein Expertengremium (Me-

---

[130] In der Fassung des Fallpauschalengesetzes (FPG) vom 23. April 2002 (BGBl I Nr. 27. S. 1412 ff.)
[131] Soziale Pflegeversicherung (SGB XI) v. 26.05.1994 (BGBl I, S. 1014), zuletzt geändert durch G v. 8.6.2005 BGBl I S.1530
[132] Vgl. *Genzel,* in Handbuch des Arztrechts, § 83, RdNrn 58f–58h, Fn 56
[133] Vgl. *Sangha et al.,* in Chirurg 1999, S. 201–202
[134] Vgl. *Sangha et al.,* in Chirurg 1999, S. 201–202
[135] Vgl. *DKG,* Die Dokumentation der Krankenhausbehandlung, S. 19, Fn 118; *Sangha et al.,* in Chirurg 1999, S. 201–202 und *AEP* in Chirurg 1999, S. 206
[136] Veröffentlicht in Chirurg 1999, S. 203–210

diziner, Vertreter der Fach- und Berufsverbände, Methodiker, Prüfärzte des MDK) übersetzte und adaptierte die englische Version ins Deutsche[137]. Nach Abstimmung mit den Fachgesellschaften (AWMF), der Bundesärztekammer, dem Bundespflegerat wurde zwischen den Spitzenverbänden der Krankenkassen und der Deutschen Krankenhausgesellschaft dieses Verfahren als German Appropriateness Evaluation Protocol - G-AEP zur primären Fehlbelegung konsentiert.[138] G-AEP beinhaltet diagnoseunabhängig 35 Kriterien.

In der Begründung der stationären Aufnahme ist die Verschlüsselung der festgestellten Haupt- und Nebendiagnosen und gegebenenfalls bereits die Begründung zur stationären Aufnahme – falls die Operation auch im Katalog „ambulantes Operieren" oder der Liste der stationsersetzenden Leistungen geführt ist – anzugeben.[139] Die Notwendigkeit der stationären Aufnahme muss medizinisch begründet sein. Soziale Gründe sind nur dann maßgeblich, wenn aus ihnen medizinische Folgerungen zu ziehen sind. Diese müssen aus der Dokumentation schlüssig hervorgehen.[140] Zu begründen ist ebenfalls ist die Entscheidung zur vollstationären Aufnahme, soweit die Möglichkeit der vorstationären Behandlung gegeben ist.[141] Die Empfehlung der DKG lautet hierzu:

Maßgebend ist die aus allen Informationen abzuleitende Bewertung durch den Krankenhausarzt. Dieser muss durch Subsumtion unter die feststehenden objektiven Kriterien die Notwendigkeit einer Krankenhausbehandlung begründen[142].

---

[137] Vgl. *Sangha et al.*, in Chirurg 1999, S. 201–202 und AEP, in Chirurg 1999, S. 203–210
[138] www.dkgev.de; Gemeinsame Empfehlungen zum Prüfverfahren nach § 17 c KHG
[139] Vgl. *DKG*, Die Dokumentation der Krankenhausbehandlung, S. 19–20, Fn 118 und Katalog ambulanter (stationsersetzender) Eingriffe nach § 115b SGB V
[140] Vgl. *DKG*, Die Dokumentation der Krankenhausbehandlung, S. 20, Fn 118
[141] Vgl. *DKG*, Die Dokumentation der Krankenhausbehandlung, S. 17–21, Fn 118
[142] Vgl. *DKG*, Die Dokumentation der Krankenhausbehandlung, S. 21, Fn 118

4.2.5
Gesetzliche Regelungen nach §§ 135a, 137 ff. SGB V zur Qualität der ärztlichen und pflegerischen Behandlung in der stationären Patientenversorgung

Nach § 137 Abs. 1 SGB V beschließt der Gemeinsame Bundesausschuss – G-BA[143] unter Beteiligung des Verbandes der privaten Krankenversicherungen, der Bundesärztekammer sowie der Berufsorganisationen der Krankenpflegeberufe, Maßnahmen der Qualitätssicherung[144] für nach § 108 SGB V zugelassene Krankenhäuser einheitlich für alle Patienten. Angemessen zu berücksichtigen sind nach § 137 Abs. 1 Satz 2 SGB V die Erfordernisse einer sektor- und berufsgruppenübergreifenden Versorgung. Satz 3 dieses Absatzes enthält konkrete Vorgaben zu den Vereinbarungen. So sind insbesondere die verpflichtenden Maßnahmen nach § 135a Abs. 2 SGB V sowie die grundsätzlichen Anforderungen an ein einrichtungsinternes Qualitätsmanagement zu regeln. Weiter heißt es in § 137 Abs. 1 Nr. 2 SGB V, dass Kriterien für die indikationsbezogene Notwendigkeit und die Qualität der im Rahmen der Krankenhausbehandlung durchgeführten diagnostischen und therapeutischen Leistungen, insbesondere aufwändiger medizintechnischer Leistungen zu regeln sind. Nach § 137c Abs. 1 SGB V überprüft der G-BA auf Antrag (siehe Antragsrecht § 137 c Abs. 1 SGB V) Untersuchungs- und Behandlungsmethoden die zu Lasten der gesetzlichen Kran-

---

[143] § 91 SBG V (geändert durch GKV-Modernisierungsgesetz – GMG vom 14. November 2003, BGBl I 2003, S. 2210)
[144] In Trägerschaft der Bundesärztekammer, der Ersatzkassenverbände und der DKG wurde ein Institut gegründet, welches die Zertifizierung von Krankenhäusern nach dem Verfahren Kooperation für Transparenz und Qualität im Krankenhaus (KTQ®) durchführt.

kenkassen erbracht werden, ob sie unter Berücksichtigung des allgemein anerkannten Standes der medizinischen Erkenntnisse erforderlich sind.[145]

4.2.6 Leitlinien ärztlicher Fachgesellschaften hinsichtlich der rechtlichen Bedeutung in der Begründung der Notwendigkeit vollstationärer Patientenbehandlung

Nach 137 Abs. 2 Nr. 1 SGB V sind in der Entwicklung strukturierter Behandlungsprogramme evidenzbasierte Leitlinien zu berücksichtigen. Am 1. Juni 2004 wurde durch den G-BA das Institut für Qualität und Wirtschaftlichkeit – IQWiG[146] als private Stiftung gegründet. Im Auftrag des G-BA oder des Bundesgesundheitsministeriums hat es unter anderem die Aufgabe Operations- und Diagnoseverfahren zu bewerten sowie Behandlungsleitlinien. Auf der Basis der Evidenz basierten Medizin erarbeitet das IQWiG außerdem die Grundlagen für neue Disease Management Programme (DMP) – strukturierte Behandlungsprogramme für chronisch Kranke.[147]
Die Selbstverwaltungskörperschaften im Gesundheitswesen (Bundesärztekammer, Kassenärztliche Bundesvereinigung, Deutsche Krankenhaus Gesellschaft, Spitzenverbände der gesetzlichen Krankenversicherungen) und die Arbeits-

---

[145] Vgl. auch Arnold/Strehl, in Arnold et al., Krankenhaus-Report 2000, 2001, S. 159–171
[146] § 139 a SGB V
[147] § 137 f SGB V

gemeinschaft der wissenschaftlich-medizinischen Fachgesellschaften (AWMF) einigten sich bereits 1999 auf ein gemeinsames Projekt zur Qualitätsförderung von Leitlinien in der Medizin. Auch auf europäischer Ebene gibt es Aktivitäten zu diesem Thema: 1999 wurde durch den Europarat ein „Komitee zur Methodik der Entwicklung medizinischer Leitlinien" mit Experten aus zwölf Mitgliedsstaaten ins Leben gerufen.[148] Die AWMF hat folgende Definition für die Erstellung von Leitlinien herausgegeben: Leitlinien sind Empfehlungen für ärztliches Handeln in charakteristischen Situationen auf der Basis ärztlicher und wissenschaftlicher Aspekte, ohne Verbindlichkeit und ohne haftungsbegründende bzw. haftungsbefreiende Wirkung.[149]

Die Freiheit des Arztberufes impliziert Entscheidungsfreiheit in der Methodenwahl der Patientenbehandlung[150]. Neben dem Grundsatz nach § 2 Abs. 1 S. 3 SGB V, „Qualität und Wirksamkeit der Leistungen haben dem allgemein anerkannten Stand der medizinischen Erkenntnisse zu entsprechen und den medizinischen Fortschritt zu berücksichtigen", wird in § 70 Abs. 1 S. 2 SGB V weiter ausgeführt, dass „die Versorgung der Versicherten ausreichend und zweckmäßig sein muss, das Maß des Notwendigen nicht überschreiten darf und in der fachlich gebotenen Qualität wirtschaftlich erbracht werden muss". Eine explizite, rechtsverbindliche Vorgabe in der Anwendung konkreter Diagnose- und Therapieverfahren für bestimmte Erkrankungen ist damit aber nicht verbunden. Unter dem Grundsatz der ärztlichen Sorgfaltspflicht in der Therapiewahl besteht Ermessens- und Beurteilungsspielraum hinsichtlich der an-

---
[148] Vgl. *ÄZQ*, in Tätigkeitsbericht 2000 zum Leitlinien-Clearingverfahren 1/2000-1/2001, S. 23
[149] Vgl. *Buchborn*, in Bayerisches Ärzteblatt 1997, S. 412-416
[150] Vgl. Kap. 3.2.1

zuwendenden Methode[151]. Die bereits jetzt zur Verfügung stehenden Leitlinien ärztlicher Fachgesellschaften erlangen über § 276 BGB zwar juristische Relevanz, soweit es um die Begründung der Sorgfaltspflicht geht, besitzen jedoch keinen Rechtssatzcharakter und gelten im juristischen Sinne nicht als Rechtsquellen[152]. Eindeutig davon abzugrenzen sind „Richtlinien"; sie beschreiben gesetzliche, berufs- oder standesrechtliche Regelungen, deren Nichtbeachtung Sanktionen nach sich zieht[153]. Absehbar ist, dass es in der Formulierung dieser Leitlinien zu kontroversen Diskussionen innerhalb der Ärzteschaft und mit den Krankenkassen kommen wird[154]. Aufgrund der pauschalierten Vergütung von Krankenhausleistungen ist es geboten, die bestehenden Leitlinien auf ihre Anwendbarkeit in der krankenhausinternen Behandlungspraxis zu prüfen, um sie als Basis für Behandlungspfade zu verwenden. Im Casc Management bilden diese Leitlinien zusammen mit nichtärztlichen Behandlungsbestandteilen der jeweiligen Krankheiten die Grundlage zur Prüfung des Behandlungsverlaufes.

---

[151] Vgl. *Laufs,* in Handbuch des Arztrechts, § 99, RdNrn 19–23, Fn 61
[152] Vgl. *Laufs,* in Handbuch des Arztrechts, § 5, RdNr 11, Fn 61
[153] Vgl. § 3 Abs 2 Nr. 1 Transplantationsgesetz, vom 05.11.1997, BGBl I, S. 2631 ff. Richtlinien für das Verfahren zur Feststellung des Hirntodes
[154] Vgl. *Ottmann/Adam,* in Bayerisches Ärzteblatt 2001, S. 144–147 und *Arnold/Strehl* in Krankenhaus-Report 2000, S. 165, Fn 148

4.2.7
Pflegestandards und ihre Bedeutung in der Begründung der Notwendigkeit vollstationärer Patientenbehandlung

In der Prüfung der Notwendigkeit vollstationärer Patientenbehandlung spielt zwar die pflegerische Leistung, insbesondere die Pflegedokumentation[155] eine wichtige Rolle, eine gesetzliche Begründung zur Rechtfertigung stationärer Behandlung von Patienten lässt sich aber alleine aus der pflegerischen Leistungserbringung nicht ableiten[156]. In den G-AEP Kriterien ist unter Punkt B Intensität der Behandlung zwar die mehrfache Kontrolle der Vitalzeichen alle zwei Stunden oder häufiger (in Verbindung mit einer der elf Kriterien aus der Rubrik A Schwere der Erkrankung) ausreichend, um die stationäre Versorgung eines Patienten zu rechtfertigen, jedoch ist auch diese Pflegeleistung durch einen Arzt anzuordnen[157]. Folglich finden sich auch hier keine Kriterien, die ausschließlich in pflegerischer Verantwortung den stationären Patientenaufenthalt begründen.

Im deutschen Gesundheitsrecht ist die Planung der Pflege in § 3 KrPflG als Ziel, der Ausbildung vorgeschrieben; eine weitere gesetzliche Definition zur Qualität der Pflegeleistungen existiert jedoch nicht[158]. Auf Grund der bestehenden gesetzlichen Vorschriften zur Qualitätssicherung[159] entwickelten jedoch viele Krankenhäuser eigene Pflegestandards[160] mit dem Ziel, die „bestmögliche Praxis"[161] der

---
[155] Vgl. Kap. 4.2.2
[156] Vgl. Kap. 4.2.4
[157] Vgl. Kap. 3.3
[158] Vgl. *Philbert/Hasucha et al*, Pflegestandards, Handbuch 1, 1. Auflage 1996, S. 2
[159] Vgl. Kap. 4.2.7
[160] *Philbert–Hasucha et al*, in Pflegestandards, S. 2, Fn 158 und *François-Kettner*, in Pflegerische Qualitätssicherung, 1. Auflage, 1996, S. 15–28
[161] Fußnote auf der nächsten Seite

eigenen pflegerischen Handlungen und Prozesse – ähnlich den ärztlichen Bestrebungen zur evidence based medicine[162] – zu dokumentieren. Bereits seit Anfang der achtziger Jahre wird die Standardisierung pflegerischer Strukturen, Prozesse und Ergebnisse verfolgt[163]. Die Basis zur Entwicklung pflegerischer Standards bilden die vom Weltbund der Krankenpflegekräfte (ICN) verabschiedeten Richtlinien für die Entwicklung von Pflegestandards[164]. Durch Zusammenführung dieser Standards mit den entsprechenden ärztlichen Leitlinien lässt sich ein diagnose- oder therapiespezifischer Behandlungspfad erstellen, der für die beteiligten Berufs- und Personengruppen mit der Freigabe durch den verantwortlichen Arzt (in der Regel Chefarzt) bindend ist[165]. Falls es nach Abwägung im Einzelfall geboten sein sollte, den Standard zu verlassen, so muss diese Entscheidung in der Dokumentation schlüssig nachvollziehbar sein[166].

---

[161] In der Entwicklung von Behandlungsleitlinien häufig verwendete Bezeichnung, meistens in der englischen Version „best practice"
[162] Vgl. *Buchborn*, in Bayerisches Ärzteblatt 1997, S. 412–416: Evidence based medicine: Medizinische Erkenntnisse, begründet auf Expertenmeinung über Studienergebnisse, evaluierte Literatur, Bewertung gewonnener Daten, qualitative Evaluierung klinischer Studien
[163] Vgl. *Greulich et al.,* in Disease Management, 2000, S. 84
[164] Vgl. *Greulich et al.,* in Disease Management, 2000, S. 84 und Expertenstandards des Deutschen Netzwerks für Qualitätssicherung an der Fachhochschule Osnabrück (http://www.dnqp.de)
[165] Vgl. *Voelker et al.,* in Deutsches Ärzteblatt 2001, S. 1303–1304
[166] Vgl. *Helou et al.,* ZaeFQ 2000, S. 330–339

5. Organisationsstrukturen und ihre Bedeutung bei der Implementierung von Case Management

5.1 Qualifikations- und Persönlichkeitsanforderungen an den Case Manager

In Fragen der Patientenversorgungsqualität reklamieren die Ärzte die alleinige Kompetenz[167] und verwehren sich der Kontrolle Dritter unter Verweis auf das Charakteristikum der ärztlichen Berufsfreiheit[168]. Auf Grund der hohen Interdependenz der Patientenversorgung im Krankenhaus sind jedoch nicht in allen Fällen von Komplikationen und Organisationsdefiziten Kausalitäten zum ärztlichen Sachverstand herzustellen. Im Ergebnis der vorangegangenen Erörterungen ist festzustellen, dass aus rechtlichen Erwägungen heraus der Case Manager sowohl aus der ärztlichen als auch pflegerischen Profession stammen kann. Die Bewertung der Notwendigkeit stationärer Aufnahme obliegt, wie beschrieben[169], der Einschätzung des aufnehmenden Krankenhausarztes und entzieht sich damit in der retrospektiven

---
[167] Vgl. *Kaltenbach,* Qualitätsmanagement im Krankenhaus, Fn 43
[168] Vgl. Kap. 3.2.1
[169] Vgl. Kap. 3.1

Überprüfung einem anders lautenden Ergebnis. Nachdem die Zielsetzung der Einführung von Case Management in Deutschland auf Grund fehlender gesetzlicher Befugnisse des Case Managers die Straffung und Optimierung von Versorgungsabläufen sein muss, ist neben klinischer Erfahrung und organisatorischen Fähigkeiten ein Höchstmaß an persönlicher Autorität, Überzeugungskraft und integrativer Fähigkeit erforderlich.

Krankenhausorganisationen erwiesen sich in der Vergangenheit als veränderungsresistent, sodass der Case Manager einerseits hartnäckige Überzeugungsarbeit zu leisten hat, andererseits die auseinanderklaffenden Interessen der verschiedenen Berufsgruppen in einem System der ungleichen Verteilung von Macht und Einfluss ausgleichend berücksichtigen muss. Die Implementierung von Case Management-Strukturen unter den geltenden Bedingungen stationärer Patientenversorgung in Deutschland erfordert ein Umdenken aller Beteiligten. Konzepte, die in den USA zum klinischen Alltag gehören, können aber auf deutsche Verhältnisse[170] nicht ohne kritische Prüfung übertragen werden.

---

[170] Die Finanzierung des gesamten Gesundheitswesens und der stationären Versorgung ist in den Ländern, die über große Erfahrungen mit Case Management-Systemen verfügen, sehr unterschiedlich im Vergleich zum deutschen System. So enthalten zum Beispiel sowohl die australischen DRG als auch die amerikanischen keine ärztlichen Personalkosten. In England beispielsweise sind Ärzte überwiegend Angestellte des Staates.

5.2
Rechtliche Ableitung von Weisungsbefugnissen auf Grund der organisatorischen Zuordnung der Case Management-Abteilung

5.2.1
Haftungsrechtliche Bedeutung des Case Managements in Verbindung mit der Trägerautonomie

Die Autonomie des Krankenhausträgers ist aus § 1 Abs. 1 KHG „Zweck dieses Gesetzes ist die wirtschaftliche Sicherung der Krankenhäuser um eine bedarfsgerechte Versorgung der Bevölkerung mit leistungsfähigen, *eigenverantwortlich* wirtschaftenden Krankenhäusern zu gewährleisten ..." abgeleitet[171]. Verfassungsrechtlich bewegen sich private und freigemeinnützige Krankenhausträger im Schutz des Art 2 Abs. 1 GG, der über die allgemeine Handlungsfreiheit den Betrieb eines Krankenhauses[172] mit organisatorischer Wirkung nach innen und dienstleistender Entfaltung nach außen gewährleistet. In der Verantwortung des Trägers liegen im Rahmen normativer Vorgaben die Bestimmung der Betriebsform, die Definition der Betriebsziele, die Organisationsform der ärztlichen Leistungsbereiche (Hauptabteilungen mit Chefarzt oder Belegarztwesen) einschließlich der Chefarzt- oder Belegarztbestellung und

---
[171] Vgl. *Genzel/Siess,* in MedR, 1999, S. 4
[172] Vgl. *Genzel,* in Handbuch des Arztrechts, § 84 RdNrn 1–5 und § 85 RdNrn 6–7, Fn 56

der entsprechenden Vertragsabschlüsse[173]. Ebenfalls obliegt dem Krankenhausträger die Gestaltung des Medizinbetriebes „Krankenhaus" und damit die Organisationsverantwortung in der Festlegung von Aufgaben und Kompetenzen der verschiedenen Berufsgruppen[174]. Damit kann der Träger im Rahmen der geltenden Rechtsordnung den Betrieb seines Krankenhauses, darunter die Implementierung des Case Management frei regeln. Davon abzugrenzen ist die Krankenhausleitung, die in Deutschland überwiegend nach dem „Drei-Säulen-Prinzip" gegliedert ist: Sie besteht aus einem, von den Chefärzten gewählten Ärztlichen Direktor, der Leitung des Pflegedienstes und der Verwaltungsleitung. Innerhalb des durch den Träger vorgegebenen Rahmens liegt die Führung des Krankenhausbetriebes bei diesem auch als Dreierdirektorium bezeichneten Gremium[175]. Diese Form der Krankenhausleitung weist aber, insbesondere durch die vorrangige Interessenvertretung der jeweiligen Berufsgruppe erhebliche Schwachstellen auf.

Die Entscheidung zur Implementierung von Case Management und die organisatorische Einbindung dieser Abteilung ist vor allem wegen der Überwachung und Koordinierung der Versorgungs- und Behandlungsabläufe über alle Berufsgruppen hinweg sehr sorgfältig abzuwägen und kann, wie beschrieben, nur durch den Krankenhausträger getroffen werden. Unabhängig von der Profession der im Case Management tätigen Personen ist die Zielsetzung der Einführung von Case Management die Implementierung von Prozessmanagement, deren Überwachung und Weiterentwicklung. Die Unabhängigkeit der Case Manager ist des-

---
[173] Vgl. *Genzel,* in Handbuch des Arztrechts, § 88, RdNrn 1–2, Fn 56
[174] Vgl. *Genzel/Siess,* in MedR 1999, S. 5
[175] Vgl. *Genzel/Siess,* in MedR 1999, S. 5

halb in der Wahrnehmung ihrer Aufgaben von zentraler Bedeutung.
Im Ergebnis der vorangegangenen Ausführungen zu den geltenden Gesetzen und Vorschriften lassen sich für den Case Manager keine eigenen rechtlichen Grundlagen ableiten, sodass es unumgänglich ist, auch aus haftungsrechtlicher Erwägung[176] des Krankenhausträgers, Aufgaben- und Verantwortungsbereiche der Case Management-Abteilung zu definieren. In diesem Zusammenhang ist insbesondere unter dem Aspekt der horizontalen und vertikalen Gliederungsstruktur und der immer noch dominierenden funktionalen Arbeitsteilung[177] die Frage der Akzeptanz des Einsatzes von Case Managern zu stellen. Die berufsgruppenunabhängige Organisation beispielsweise in Stabsstellenform ist m. E. am besten geeignet, die zwangsläufig entstehenden Konflikte[178] möglichst frei von berufsgruppenspezifischen Eigeninteressen auszutragen.
Die Organisationsstrukturen in den Krankenhäusern entsprechen ohnehin den heutigen Anforderungen nicht mehr[179], sodass die Überlegungen zur Einbindung der Case Management-Abteilung sowohl Zukunftsstrategien zur Betriebsführung – wie z. B. Leistungsstruktur, Versorgungsformen, Personal-, Qualitäts- und Riskmanagement – als auch spezielle Verhältnisse des einzelnen Krankenhauses berücksichtigen müssen.

---

[176] Vgl. *Genzel,* in Handbuch des Arztrechts, § 88, RdNrn 17–24, Fn 56
[177] Vgl. *Genzel/Siess,* in MedR 1999, S. 5
[178] Vgl. *Genzel/Siess,* in MedR 1999, S. 4–9
[179] Vgl. *Genzel/Siess,* in MedR 1999, S. 5

5.2.2
Case Management in Verbindung mit Qualitäts- und Riskmanagement

Die Überlegungen zur organisatorischen Zusammenlegung von Qualitätsmanagement, Case Management und Riskmanagement nach dem beschriebenen Muster des St. Catherine Hospitals lässt auch unter den geltenden Rechtsbeziehungen in Deutschland und den jeweiligen thematischen Zielsetzungen Übereinstimmungen erkennen. Die Verbindung von Qualitätsmanagement und Case Management ist nach den bisherigen Ausführungen eher als logische Konsequenz denn als zu begründende Organisationsregelung zu verstehen.

Die Schwerpunkte in der Prüfung haftungsrechtlicher Gegebenheiten finden sich sowohl im Qualitäts- als auch im Case Management wieder:

- Diagnose- und Behandlungsfehler (Facharztstandard, Leitlinien)[180]
- Aufklärungsfehler (Art, Umfang und Dokumentation der Aufklärung)[181]
- Organisationsfehler (Kommunikations-, Koordinationsregelungen, Kompetenzabgrenzungen, Qualifikationsvorgaben, Einhaltung von Gesetzen und Verordnungen)[182]
- Dokumentationsfehler (Art, Inhalt und Umfang der Dokumentation)[183]

---

[180] Vgl. Kap. 3.1 und 4.2.6
[181] Vgl. *Laufs,* in Handbuch des Arztrechts, § 66, Fn 61
[182] Vgl. *Laufs,* in Handbuch des Arztrechts, § 97, RdNr 12, § 101 RdNrn 9–20, § 102 RdNrn 1 ff., Fn 61
[183] Vgl. *Laufs,* in Handbuch des Arztrechts, § 111, Fn 61

Durch diese thematischen Überschneidungen sind in den autonom agierenden Abteilungen Redundanzen und Reibungsverluste in der jeweiligen Aufgabenwahrnehmung vorprogrammiert. Die Zusammenlegung von Qualitäts-, Risk- und Case Management in eine unabhängige, nur dem Träger bzw. Geschäftsführer unterstellte Abteilung verhindert diese Entwicklung.

5.3 Integration der Case Management-Abteilung in die Praxis der Krankenhausorganisation

Im Ergebnis der Diskussion sämtlicher Bedingungen stationärer Patientenbehandlung in Deutschland verbleibt zur Implementierung eines an der Philosophie des Case Management-Systems orientierten Instrumentes zur Initiierung, Unterstützung und Überwachung erforderlicher Veränderungen in der Aufbau- und Ablauforganisation m. E. die Stabstellenform. Die Entscheidung darüber obliegt dabei, auf Grund der bei ihm angesiedelten Organisationsautonomie und –verantwortung, dem Krankenhausträger[184]. Je nach Größe der Klinik kann es sich dabei um eine einzelne Person oder um eine Abteilung handeln. In der Übertragung der Erfahrungen aus dem St. Catherine Hospital[185] könnte die Case Management-Abteilung in einem deutschen Krankenhaus mittlerer Größe folgendermaßen aussehen:

---
[184] Vgl. Kap. 5.2.1
[185] Vgl. Kap. 1.3.3

- Eigene Abteilung, geleitet von einem Arzt oder einer Pflegekraft mit betriebswirtschaftlicher Zusatzqualifikation oder einer Ausbildung im Qualitätsmanagement
- Integration in das Unternehmensorganigramm in Stabsstellenform, direkt dem Krankenhausträger zugeordnet
- In der personellen Besetzung sind folgende Professionen bzw. Qualifikationen zwingend vorzusehen:
  – ärztliche
  – pflegerische
  – juristische
  – administrative/logistische
  – qualitätsbezogene
- Darüber hinaus erforderliches Spezialwissen (pharmazeutisches, hygienisches, betriebswirtschaftliches, sozialpflegerisches usw.) kann bei Bedarf über Beratung durch die jeweiligen Spezialisten eingebracht werden
- Die Case Manager sind ausschließlich in beratender Funktion tätig. Auftragsvergabe und Anweisungen zur Umsetzung von Vorschlägen der Case Management-Abteilung erfolgen ausnahmslos durch den Krankenhausträger[186]

---

[186] Vgl. Kap. 5.2.1

5.4
Auftragsformulierung und -planung durch den Krankenhausträger

Im Rahmen der pauschalierten Vergütung von Krankenhausleistungen und der Erfüllung der gesetzlich geforderten Qualitätssicherungsmaßnahmen ist m. E. die gesamte Dokumentation, beginnend mit der Patientenaufnahme bis zur Verlegung oder Entlassung, auf den Prüfstand zu stellen. Der Auftrag des Krankenhausträgers an den Leiter der Case Management-Abteilung könnte wie folgt aussehen:

1. Überprüfung der Formulare zur Patientenaufnahme, insbesondere der Feststellung der Behandlungsbedürftigkeit[187] (Behandlungs-, Wahlleistungsvertrag[188], Formulare zur Diagnoseverschlüsselung) unter der Prämisse der Einhaltung rechtlicher Bedingungen und der Praktikabilität im Handling. Dabei muss zu den Aufnahmeformularen die Integration wichtiger Daten des Behandlungsverlaufs, wie weiterer Diagnose- und Prozedurenschlüssel (ICD-10, OPS-301) Protokolle von Aufklärungsgesprächen, Operationsberichten, Befunden usw. in die Gesamtdokumentation berücksichtigt werden.

Die Case Management-Abteilung muss dem Träger Vorschläge unterbreiten zu Gestaltung, Systematik, Logistik und Verfahren der gesamten Dokumentation[189]. Die Krankenakte muss ähnlich dem System im St. Catherine Hospital in ihrer Zusammenstellung, dem Aufbau und ihrem Inhalt eine Systematik erhalten, die allen an der Patienten-

---
[187] Vgl. Kap. 3.1
[188] Vgl. Kap. 2.3
[189] Zu berücksichtigen sind besonders die Möglichkeiten der EDV-ges kumentation.

behandlung beteiligten Berufs- und Personengruppen den Umgang erleichtert und die Vollständigkeit der Dokumentation sichert. Bereits aus der Dokumentation muss die Plausibilität verschlüsselter Diagnosen (ICD-10) und Leistungen (OPS-301) hervorgehen. Ein weiterer wichtiger Ansatz ist die Berücksichtigung der Dokumentationskriterien zur Fehlbelegungsprüfung[190]. Im Case Management sind dazu Dokumentationsrichtlinien zu erarbeiten, die der Krankenhausträger als Organisatorische Anweisung für verbindlich erklärt[191]. Mit der Umsetzung dieser Vorgaben sind die verantwortlichen Ärzte (in der Regel Chefärzte) durch den Träger zu beauftragen. Mit verantwortlich[192] sind in den entsprechenden Bereichen die Pflegedienstleitungen und Vorgesetzte von administrativen Einheiten wie Patientenaufnahme, Schreibbüros u. a.

2. Im nächsten Schritt könnte, ähnlich dem amerikanischen System, die Überprüfung von Behandlungsverläufen und die Ausarbeitung von Behandlungspfaden bei häufigen Verfahren oder besonders kostenaufwändigen Therapien als Auftrag durch den Krankenhausträger an die Case Management-Abteilung vergeben werden.

In der Praxis sind hier allerdings durch die Freiheit des ärztlichen Berufs[193] und dem Fehlen gesetzlicher Regelungen[194] erheblich mehr Probleme zu erwarten, als in der Vorgabe zur Durchführung der Dokumentation. In der Pilotphase dieses Auftrages sollte deshalb der Ansatz primär in der Prozessoptimierung von Behandlungsverläufen liegen und weniger im Therapieplan selbst, um die Vorteile des

---
[190] Vgl. Kap. 4.2.4
[191] Vgl. Kap. 5.2.1
[192] Vgl. Kap. 3.4: Die Verpflichtung des Arztes, das nichtärztliche Personal in geeigneter Weise zu überwachen, bleibt bestehen.
[193] Vgl. Kap. 3.2
[194] Vgl. Kap. 4.2.6

Case Managements in der Überzeugung besonders der ärztlichen Profession herauszustreichen und die Befürchtungen zur Einschränkung der Therapiefreiheit zu entkräften.

3. Bereits nach Freigabe der ersten Anweisungen sollte der Krankenhausträger frühzeitig die Case Management-Abteilung mit Überwachung und Prüfung auf Einhaltung geltender Anweisungen beauftragen. Ein routinemäßiges Überwachungsverfahren ist im Case Management zu integrieren mit einem Regelberichtswesen an den Krankenhausträger, der die Nichteinhaltung von Vorgaben entsprechend zu sanktionieren hat.

Innerhalb der Case Management-Abteilung ist die Berücksichtigung differenzierter, berufsgruppenspezifischer Bedürfnisse durch die interdisziplinäre Besetzung sicherzustellen.
Außerordentlich wichtig ist die Präsenz der einzelnen Case Manager im Rahmen ihrer Überwachungs- und Prüfungsfunktion in der Leistungserbringung vor Ort. Dies sichert einerseits die Aktualität ihres jeweiligen Fachwissens und erhöht andererseits die Akzeptanz ihrer Tätigkeit bei den direkt an der Leistungserbringung Beteiligten.

In der Erarbeitung von Anweisungen ist spezielles Fachwissen unumgänglich, inwieweit jedoch die ständige Präsenz der einzelnen Professionen erforderlich ist, hängt vom jeweiligen Auftrag ab. Unter Berücksichtigung des Kostenfaktors ist insbesondere in der Überwachung geltender Vorgaben der Einsatz von Pflegekräften zu empfehlen. Das Erstellen von Handlungsanweisungen, Richtlinien und Standards wird sich insbesondere zu Beginn der Case Management-Aktivitäten als personal- und zeitaufwändig erweisen. Mit fortschreitender Fertigstellung werden sich jedoch vorrangig bei administrativen Arbeitsvorgängen[195] spürbare Verbesserungen einstellen, die sich positiv auf die Leistungserbringung auswirken und die Zufriedenheit von Patienten und Personal erhöhen.

---

[195] Abbau von Mehrfachdokumentation, Suchen fehlender Unterlagen vor allem durch Pflegepersonal, Verschieben von Terminen wegen Fehlens von Untersuchungsergebnissen, Warten auf Arztbriefe, häufiges Nachfragen bei Ärzten durch Mitarbeiter der Patientenabrechnung wegen unvollständiger oder fehlerhafter Dokumentation

# 6.
Zusammenfassende Bewertung der Einführung von Case Management im Krankenhaus

6.1
Case Management-Möglichkeiten und Einschränkungen durch geltendes Recht in der vollstationären Patientenversorgung

Im Ergebnis verbleibt nach Diskussion aller maßgeblichen Rechtsgrundlagen hinsichtlich der Entscheidungskompetenz zur stationären Patientenaufnahme § 39 SGB V als einzige gesetzliche Regelung. In Verbindung mit der ärztlichen Berufsfreiheit ist damit ausschließlich die ärztliche Profession legitimiert, in persönlicher Verantwortung diese Entscheidung zu treffen.
In der weitergehenden Prüfung zur Beurteilung der Notwendigkeit stationärer Versorgung sind die Beschlüsse des G-BA und des IQWiG maßgeblich. Ebenfalls von Bedeutung sind sowohl in der Begründung zur Notwendigkeit der Patientenaufnahme als auch einzelner Behandlungstage die Kriterien des G-AEP. Klinikinterne Richtlinien und Anweisungen, die aus diesen Vorschriften und Ver-

fahrensregelungen resultieren, können als weitere Grundlagen im Aufgabenbereich des Case Management herangezogen werden.

6.2 Strategische und ökonomische Überlegungen in der Auswahl der Case Manager

In den vorangegangenen Ausführungen wurde deutlich, dass der Case Manager in der Form des „Systemagent" unter den Bedingungen der stationären Krankenhausbehandlung in Deutschland sowohl aus der ärztlichen als auch pflegerischen Profession stammen kann. Im Unterschied zu anderen europäischen Ländern wie Schweiz, England, Niederlande und Belgien besteht aber in Deutschland bei keiner der beiden Berufsgruppen nennenswertes Interesse an der Case Management-Diskussion[196].

Die Geschichte des amerikanischen, englischen und australischen Case Managements ist untrennbar mit der Professionalisierung der Krankenpflege verbunden[197]. Insbesondere in der stationären Versorgung übernehmen qualifizierte Pflegekräfte das Case Management. Nachdem der überwiegende Teil der Ärzte nicht im Angestelltenverhältnis (zum Krankenhaus) die Leistungen erbringt, sondern ähnlich unserem Belegarztwesen abrechnet, bietet dieses Betätigungsfeld keinen ausreichenden wirtschaftlichen Anreiz. Für bundesdeutsche Verhältnisse würde sich m. E. auf

---

[196] Vgl. *Ewers/Schaeffer,* in Case Management in Theorie und Praxis, S. 17–18, Fn 113
[197] Vgl. auch *Zander,* in Case Management in Theorie und Praxis, 1. Auflage, 2000, S. 179–193

Grund der ärztlichen Beschäftigungsverhältnisse und der im Case Management erforderlichen fachlichen Qualifikation sowohl ein Arzt als auch eine Pflegekraft als Case Manager eignen. In der strategischen Überlegung zur Auswahl des Case Managers ist es angebracht, die krankenhausinterne Organisation hinsichtlich der Aufgabenstrukturen der ärztlichen und pflegerischen Profession zu beleuchten. Auf Grund der funktionalen und insbesondere im ärztlichen Bereich sehr aktionsorientierten Abläufe[198] ist die Berufsgruppe der Pflegenden im Krankenhaus zwangsläufig in weit höherem Maß mit Organisationsaufgaben betraut[199]. Zwar ist damit nicht automatisch eine höhere Kompetenz in diesen Fragestellungen verbunden, jedoch eine größere praktische Erfahrung hinsichtlich übergeordneter Koordination interdisziplinärer Bedürfnisse. Die Rolle der Pflegenden bedingt „Insider-Experten", die über das jeweils erforderliche Fachwissen verfügen, in organisatorischer Hinsicht sowohl in der Binnen- als auch Außenperspektive das Versorgungsgeschehen wahrnehmen und in ihren Entscheidungen interdisziplinäre Bedingungen berücksichtigen[200].

Bei der Abwägung von Kostengesichtspunkten in der Auswahl des Case Manager fällt in Anbetracht der in Deutschland üblichen Gehaltsstrukturen die Entscheidung unzweifelhaft zu Gunsten des Pflegedienstes aus[201]. Nachdem in

---
[198] In der ärztlichen Arbeitsorganisation sind in sich geschlossene Aufgaben und Handlungen wie die Durchführung von Untersuchungen oder Operationen dominierend. Vgl. auch *Zander*, in Case Management in Theorie und Praxis, S. 96, Fn 197
[199] Vgl. auch *Hofmann*, in Deutsches Ärzteblatt 1999, S. B-2647-B-2650
[200] Vgl. *Zander*, in Case Management in Theorie und Praxis, Fn 197, und *Lamb/Stempel*, in Case Management in Theorie und Praxis, 1. Auflage, 2000, S. 161–177
[201] Die Vergütung eines ärztlichen Berufsanfängers im Vergleich zu einem langjährig pflegerisch Beschäftigten mit z. B. Führungsaufgaben ist möglicherweise geringer, der Aufgabenbereich eines Case Manager erfordert jedoch auch von einem Arzt praktische Erfahrung in der stationären Patientenversorgung, sodass über die Beschäftigungszeit die ärztlichen Personalkosten die pflegerischen wieder übersteigen.

den deutschen Krankenhäusern erst Grundlagen (Erstellung von Behandlungspfaden, Dokumentationsgrundsätze, Verfahrensanweisungen) für das Betätigungsfeld des Case Management geschaffen werden müssen, ist m. E. die interdisziplinäre Besetzung der Case Management-Abteilung, je nach Größe der Klinik entweder dauerhaft oder in Projektform unabdingbar.

6.3
Einflüsse des Case Managements auf die interdisziplinäre Zusammenarbeit im Krankenhaus

Wegen der gesetzlichen Verpflichtung zur Einführung eines internen Qualitätsmanagementsystems (§ 135a Abs. 2 Satz 2 SGB V) und im Weiteren die Sicherung und Weiterentwicklung der Qualität erbrachter Leistungen nach dem jeweiligen Stand der wissenschaftlichen Erkenntnisse und der fachlich gebotenen Qualität (§ 135a Abs. 1 SGB V) erhält die berufsgruppenübergreifende Kommunikation und Kooperation einen herausragenden Stellenwert[202].

In den vorangegangenen Ausführungen wurde deutlich, dass es auf Grund fehlender detaillierter gesetzlicher Vorgaben notwendig ist, innerhalb des Krankenhauses Anweisungen z. B. zur Durchführung der Aufklärung und Dokumentation herauszugeben. Organisatorische Richtlinien beispielsweise zur Patientenaufnahme oder zu Operations- und Medikationsverfahren sind ebenso erforderlich wie Regelungen zu Kompetenz- und Entscheidungsbefugnissen. Dies

---
[202] Vgl. *Genzel,* in ArztR 2000, S. 331

erfordert interdisziplinäre Absprachen und die Erstellung schriftlicher Vereinbarungen zwischen den verschiedenen Fachabteilungen und Berufsgruppen. Die Festlegung von Aufgaben- und Verantwortungsbereichen kann zwar einerseits zur größeren Sicherheit in der Ausführung bestimmter Tätigkeiten und Abläufe für die beteiligten Berufsgruppen führen, andererseits aber auf Grund des Prüfungs- und Kontrollcharakters im Case Management Misstrauen der Leistungserbringer gegenüber dem Case Manager hervorrufen. Zusätzlich können für den Case Manager ethische Konflikte dadurch entstehen, dass die Verantwortung in der Behebung der Systemmängel auf ihn übertragen wird mit der Forderung gleichwertiger Berücksichtigung ökonomischer Unternehmensinteressen und individueller Patientenbedürfnisse.

6.4 Case Management als strategisches Instrument zur Vorbereitung auf die Einführung der G-DRG

Das Spannungsfeld zwischen ökonomischen Anforderungen, dem medizinisch Möglichen und der Erwartungshaltung der Patienten hat durch die Einführung der G-DRG im Krankenhaus weiter zugenommen. Um dem gesetzlichen Gebot der Beschränkung auf das medizinisch Notwendige zu genügen, wird es unumgänglich sein, den stationären Patientenaufenthalt auf das unbedingt Nötige zu begrenzen und diagnostische und therapeutische Gewohnheiten kritisch zu durchleuchten. Bereits in der Vergangenheit hat die traditionelle, reduktionistische Vorgehensweise in den krankenhausinternen Problemlösungsstrategien nicht zu den gewünschten Ergebnissen geführt. Orientierungshilfen für das therapeutische Team in Form von Standards, Leitlinien und Evidence based medicine Prozeduren[203], idealerweise in Form von multidisziplinär erstellten Behandlungspfaden, die gleichzeitig prozessuale Bemessungs- und Bewertungsparameter[204] für den Case Manager darstellen, ermöglichen die strukturierte, geplante und nachvollziehbare Prüfung und Bewertung des gesamten Behandlungsverlaufes, auch nach den Erfordernissen der Qualitätssicherung.

---

[203] Vgl. auch *Lauterbach/Lüngen,* in *Arnold et al.*, Krankenhaus-Report 2000, 2001, S. 115–126
[204] Vgl. auch *Sangha,* in *Arnold et al.*, Krankenhaus-Report 2000, 2001, S. 8797

6.5 Fazit

Die zunehmende Ökonomisierung des Gesundheitswesens im Kontext mit der Stärkung der Patientenrechte und der gesetzlichen Verpflichtung zur Qualitätssicherung erfordert in der hochgradig arbeitsteiligen Krankenhausorganisation ein systematisches berufs- und fachgruppenübergreifendes Steuerungs- und Lenkungsinstrument. Die kritische Prüfung von Grundlagen und Bedingungen der in anderen Ländern erprobten Case Management-Modelle, in Verbindung mit hinreichender Berücksichtigung deutscher Gegebenheiten und zukünftiger Erfordernisse, lässt ein breites Bestätigungsfeld in deutschen Krankenhäusern erkennen.

Die beschriebene Form des Case Managements im St. Catherine Hospital in East Chicago ist m. E. sehr gut geeignet, die im Rahmen der Abkehr von der Vergütung nach tagegleichen Pflegesätzen gebotenen Veränderungen im Versorgungsprozess der stationären Patientenbehandlung zu begleiten, innovative Potenziale zu erkennen, Desintegration und Diskontinuität aufzudecken und zu überwinden. In vielen Krankenhäusern sind Qualitätsmanagementstrukturen und Arbeitsgruppen zur Codierung bzw. Abrechnung nach G-DRG etabliert. Bei der thematischen Kongruenz vieler Einzelaspekte innerhalb dieser fachkompetenten Arbeitsplattformen (Dokumentation, Prozessorientierung, Marketing) bietet es sich m. E. an, den Gedanken des Case Managements zu integrieren insbesondere mit dem Ziel, die Balance zwischen dem ökonomisch Möglichen und dem qualitativ Erforderlichen auch zukünftig nicht zu verlieren.

Verzeichnis der Gesetze und Verordnungen

Ausbildungs- und Prüfungsverordnung für die Berufe in der Krankenpflege (KrPflAPrV)
vom 10. November 2003 (BGBl I S. 2263)

Bürgerliches Gesetzbuch (BGB)
vom 18. August 1896 (RGBl S. 195), zuletzt geändert durch Gesetz vom 7.7.2005 (BGBl. I S. 1970)

Bundesärzteordnung
s. Musterberufsordnung für Ärzte

Fünftes Buch Sozialgesetzbuch (SGB V) – Gesetzliche Krankenversicherung
– vom 20. Dezember 1988 (BGBl I, S. 2477) i. d. F. des Gesetzes zur Sicherung der nachhaltigen Finanzierungsgrundlagen der gesetzlichen Rentenversicherung (RV-Nachhaltigkeitsgesetz) vom 21. Juli 2004 (BGBl. I S. 1791)

Gesetz über die Berufsausübung, die Berufsvertretungen und die Berufsgerichtsbarkeit der Ärzte, Zahnärzte, Tierärzte und Apotheker (Heilberufe-Kammergesetz HkaG)
i. d. F. v. 6. Februar 2002 (GVBl S. 42, BayRS 2122-3-A) Nr. 2122-3-G

Gesetz über die Entgelte für voll- und teilstationäre Krankenhausleistungen (Krankenhausentgeltgesetz – KHEntgG)
BGBl I 2002, S. 1412, zuletzt geändert durch G. v. 22.6.2005 BGBl I, S. 1720

Gesetz zur Reform der gesetzlichen Krankenversicherung

ab dem Jahr 2000 (GKV-Gesundheitsreformgesetz 2000)
vom 22. Dezember 1999 (BGBl I, S. 2626)

Gesetz zur Regelung des Transfusionswesens (Transfusionsgesetz – TFG)
vom 01. Juli 1998 (BGBl I, S. 1752), zuletzt geändert durch G. v. 10. Februar 2005 (BGBl I S. 234)

Gesetz zur Sicherung und Strukturverbesserung der gesetzlichen Krankenversicherung (Gesundheits-Strukturgesetz GSG)
vom 21. Dezember 1992 (BGBl I, S. 2266)

Gesetz zur Stabilisierung der Krankenhausausgaben 1996 vom 29. April 1996 (BGBl I, S. 654), nach Maßgabe des 2. Gesetzes zur Neuordnung von Selbstverwaltung und Eigenverantwortung in der gesetzlichen Krankenversicherung (2. GKV-Neuordnungsgesetz – GKV-NOG)
vom 23. Juni 1997 (BGBl I, S. 1520)

Gesetz zur wirtschaftlichen Sicherung der Krankenhäuser und zur Regelung der Krankenhauspflegesätze (Krankenhausfinanzierungsgesetz – KHG)
i. d. F. der Bekanntmachung vom 10. April 1991 (BGBl I, S. 886), zuletzt geändert durch das (GKV-Gesundheitsreformgesetz 2000) vom 22. Dezember 1999 (BGBl I, S. 2626)

Gesundheitsdienst- und Verbraucherschutzgesetz – GDG GDVG
vom 24. Juli 2003(GVBl S. 452 ff., zuletzt geändert am 25.10.2004, GVBl S. 398)

Grundgesetz für die Bundesrepublik Deutschland (GG)
vom 23. Mai 1949 (BGBl S. 1) i. d. F. der Bekanntmachung vom 12. Mai 1969 (BGBl I S. 362) zuletzt geändert am 19. Dezember 2000 (BGBl I S. 885)

Krankenpflegegesetz (KrPflG)
vom 16. Juli 2003 (BGBl I, S. 1442 ff.)

Musterberufsordnung für die deutschen Ärztinnen und Ärzte (MBO-Ä)
vom 16. April 1987 (BGBl I, S. 1218) zuletzt geändert durch die Beschlüsse des 107. Deutschen Ärztetages 2004 in Bremen

Pflege-Personalregelung (PPR)
Art. 13 des Gesundheitsstrukturgesetzes vom 21. Dezember 1992 (BGBl I, S. 2266, 2316)

Röntgenverordnung (RöV)
vom 08. Januar 1987, BGBl I, S. 114, in der Fassung vom 30.04.2003

Sozialgesetzbuch, XI. Buch,
vom 26. Mai 1994 (BGBl I, S. 1014), zuletzt geändert durch G. v. 8. Juni 2005 (BGBl. I S. 1530)

Transplantationsgesetz (TPG)
vom 05. November 1997, BGBl I, S. 2631 ff., zuletzt geändert durch G. v. 10.2. 2005, (BGBl I, S. 234)

Verordnung über den Schutz vor Schäden durch ionisierende Strahlen (Strahlenschutzverordnung – StrlSchV),
in BGBl I, vom 13. Oktober 1976, S. 2905; 1977, S. 184, zuletzt geändert am 18. Juni 2002 (BGBl I S. 1459)

Verordnung zur Regelung der Krankenhauspflegesätze (Bundespflegesatzverordnung – BPflV)
vom 26. September 1994 (BGBl I, S. 2750), zuletzt geändert durch das GKV-Gesundheitsreformgesetz 2000 vom 22. Dezember 1999 (BGBl I, S. 2626)

Weiterbildungsordnung für die Ärzte Bayerns (WBO)
Neufassung vom 24. April 2004, (Bayerisches Ärzteblatt 2004, S. 411 und Spezial 1/2004)

Literaturverzeichnis

Andreas:
Verantwortung, Weisung und Haftung bei der Krankenhauspflege;
in: Chirurg 2000, Springer, Berlin Heidelberg

Arnold/Strehl:
Wie kommen Innovationen ins DRG-System?
in: Arnold/Litsch/Schellschmidt, Krankenhaus-Report 2000, 2001, Schattauer, Stuttgart

ÄZQ:
Tätigkeitsbericht 2000 zum Leitlinien-Clearingverfahren 1/2000–1/2001, 2001;
Zentralstelle der Deutschen Ärzteschaft zur Qualitätssicherung in der Medizin (Hrsg.), Köln

Böhme:
Schäden bei Lagerung im Anästhesie- und OP-Bereich: zur Verantwortlichkeit und zum Delegationsverhalten bzw. Delegationsverschulden;
in: plexus 1997, Pabst Science Publishers, Berlin

Buchborn:
Leitlinien – Richtlinien – Standards Risiko oder Chance für Arzt und Patient;
in: Bayerisches Ärzteblatt 1997, Zauner Druck und Verlags GmbH, Dachau

Chirurg BDC,
Beurteilungsinstrument zur Notwendigkeit von Krankenhausbehandlungen – Deutsche Version des AEP 1999;
Springer, Berlin Heidelberg

Conti:
Nurse Case Manager Roles: Implications for Practice and Education; in: Nursing Administration Quaterly 1996

Deutsche Krankenhaus Gesellschaft:
Die Dokumentation der Krankenhausbehandlung;
2. Auflage, 1999, Zimmermann Druck GmbH, Düsseldorf

Deutsche Krankenhaus Gesellschaft:
Stellungnahme zur Durchführung von Injektionen, Infusionen und Blutentnahmen durch das Krankenpflegepersonal; in: das Krankenhaus, 1980, Kohlhammer, Stuttgart

Deutsches Institut für medizinische Dokumentation und Information, DIMDI (Hrsg.):
Operationenschlüssel nach § 301 SGB V, Internationale Klassifikation der Prozeduren in der Medizin (OPS-301), Version 2005; Kohlhammer, Stuttgart

Deutsches Institut für medizinische Dokumentation und Information, DIMDI (Hrsg.):
ICD-10-SGB V, Internationale Klassifikation der Krankheiten und verwandter Gesundheitsprobleme, 10. Revision, 2005; Kohlhammer, Stuttgart

Eberhardt:
Ärztliche Haftpflicht bei intraoperativen Lagerungsschäden; in: MedR 1986, Springer, Berlin Heidelberg

Ernst & Young
Gesundheitsversorgung 2020, Studie
Februar 2005, Ernst & Young AG, Eschborn

Ewers:
Case Management in der klinischen Versorgung;
in: Zeitschrift für Gesundheitswissenschaft 1997

Ewers/Schaeffer:
Case Management als Innovation im bundesdeutschen Sozial- und Gesundheitswesen;in: Case Management in Theorie und Praxis, 1. Auflage, 2000, Huber, Göttingen

Frantz/Fleck:
Neues Entgeltsystem – ein großer Wurf?
in: Deutsches Ärzteblatt 2001, Deutscher Ärzte-Verlag GmbH, Köln

Genzel:
in: Laufs/Uhlenbruck, Handbuch des Arztrechts, 3. Auflage 2002, Beck, München

Genzel:
Grundsatzfragen zu den neuen Vergütungsformen im Krankenhaus; in: ArztR 2000, Springer, Berlin Heidelberg

Genzel/Siess:
Ärztliche Leitungs- und Organisationsstrukturen im modernen Krankenhaus;
in: MedR 1999, Springer, Berlin Heidelberg

Greulich/Berchtold/Löffell:
Disease Management, 2000;
R. v. Decker`s Verlag, Heidelberg

Giebing/François-Kettner:
Pflegerische Qualitätssicherung, 1. Auflage, 1996;
Eicanos, Bocholt

Hahn:
Zulässigkeit und Grenzen der Delegation ärztlicher Aufgaben;
in: NJW 1981, Beck, München

HCFA:
PRO Scope of Work; IIIrd Edition, 1989, Baltimore

Helou, Lorenz, Ollenschläger, Reinauer, Schwartz:
Methodische Standards der Entwicklung evidenz-basierter Leitlinien in Deutschland;
in: ZaeFQ 2000, Urban & Fischer Verlag, München

Hofmann:
Partnerschaftlicher Dialog ist gefordert,
in: Deutsches Ärzteblatt 1999,
Deutscher Ärzte-Verlag GmbH, Köln

Jones:
An analysis of case management – the efficient utility of human resources, but to what end?
in: Journal of Nursing Management 1995

Jung/Gawlik/Gibis/Pötsch/Rheinberger/Schmacke/Schneider:
Ansprüche der Versicherten präzisieren;
in: Deutsches Ärzteblatt 2000,
Deutscher Ärzte-Verlag GmbH, Köln

Kaltenbach:
Qualitätsmanagement im Krankenhaus; 2. Auflage, 1993,
Bibliomed – Med. Verlags GmbH, Melsungen

Kern:
in: Laufs/Uhlenbruck, Handbuch des Arztrechts, 3. Auflage 2002; Beck, München

Kersbergen:
in: Case Management: A History of Coordinationg Care to Control Costs; in: Nursing Outlook 1996

Anhang

Kontaktadresse:

St. Catherine Hospital
4321 Fir Street
East Chicago, IN 46312
Tel: 001-219/392-1700

Wandschneider/Anderson:
Krankenhaus 2015; in: f&w 2000;
Bibliomed – Med. Verlags GmbH, Melsungen

Weber:
Injektionen, Infusionen, Blutentnahme;
in: Pflegerecht 2000, Luchterhand Verlag GmbH, Neuwied

Wendt:
Case Management im Sozial- und Gesundheitswesen: eine Einführung, 3. Auflage 2001;
Lambertus, Feiburg im Breisgau

von der Wense/Bischoff-Everding/Weissmann:
Das „Medical Pathway" System Ein zentrales qualitätssicherndes Instrument des Klinischen Fallmanagements;
in: f&w 1998, Bibliomed – Med. Verlags GmbH, Melsungen

Zander:
Case Management und Ergebnisorientierung: Auswirkungen auf die US-amerikanische Pflege,
in: Case Management in Theorie und Praxis, 1. Auflage, 2000;
Huber, Göttingen

Zander:
Managed care within acute care settings: Design and implementation via nursing case management;
in: Health Care Supervisor 1988

Zentrale Ethikkommission:
Prioritäten in der medizinischen Versorgung im System der Gesetzlichen Krankenversicherung (GKV): Müssen und können wir uns entscheiden?
in: Deutsches Ärzteblatt 2000;
Deutscher Ärzte-Verlag GmbH, Köln

Sangha:
Begleitende Strukturmaßnahmen eines DRG-Vergütungssystems in Deutschland;
in: Arnold/Litsch/Schellschmidt, Krankenhaus-Report 2000, 2001, Schattauer, Stuttgart

Schlund:
in Laufs/Uhlenbruck, Handbuch des Arztrechts, ZaeFQ
Beck, München

Schlund:
in: Laufs/Uhlenbruck, Handbuch des Arztrechts,
2. Auflage, 1999; Beck, München

Seitz/Könik/Graf von Stillfried:
in: Arnold/Lauterbach/Preuss (Hrsg.),
Grundlagen von Managed Care, Ursachen, Prinzipien, Formen und Effekte, 1997, Schattauer, Stuttgart

Smith/Spinella:
Successfull Selection of the Case Manager, Seminars for Nurse Managers, 1995

Thomas:
in: Palandt, BGB, 64. Auflage 2005;
Beck, München

Uhlsenheimer:
in: Laufs/Uhlenbruck, Handbuch des Arztrechts;
3. Auflage 2002; Beck, München

Voelker/Gaedicke/Graff:
Patientenpfade als Ausweg;
in: Deutsches Ärzteblatt 2001,
Deutscher Ärzte-Verlag GmbH, Köln

Ottmann/Adam:
Das Ende der freien Ausübung des ärztlichen Berufes?
in: Bayerisches Ärzteblatt 2001;
Zauner Druck und Verlags GmbH, Dachau

Opderbecke/Weißauer:
Entschließungen – Empfehlungen – Vereinbarungen. Ein Beitrag zur Qualitätssicherung in der Anästhesiologie, 2. Auflage, 1991; Bibliomed – Med. Verlags GmbH, Melsungen

Philbert-Hasucha:
Pflegestandards, 1. Auflage, 1996;
Medizinische Einrichtungen der Universität Köln

Reynolds/Hoppe:
Case Management: Past, Present, Future – The Drivers for Change; in: Journal of Nursing Care Quality 1987

Rheaume/Frisch/Smith/Kennedy:
Case Management and Nursing Practice;
in: Journal of Nursing Administration 1994

Roeder/Rochell/Prokosch/Irps/Bunzemeier/Fugmann:
DRG's Qualitätsmanagement und medizinische Leitlinien – Medizinmanagement tut Not;
in: das Krankenhaus 2001,
Kohlhammer, Stuttgart

Roßbruch,
in PflegeRecht 2003,
Luchterhand, Unterschleißheim/München

Sangha:
Fehlbelegung im Krankenhaus, in: Chirurg 1999;
Springer, Berlin Heidelberg

Krankenhaus Umschau (Hrsg.):
Sonderheft, Bundespflegesatzverordnung '95, 2000;
Baumann Fachverlag, Kulmbach

Krauskopf:
in: Laufs/Uhlenbruck, Handbuch des Arztrechts, 3. Auflage 2002; Beck, München

Lamb/Stempel:
Pflegerisches Case Management aus Patientensicht: die Entwicklung zum Insider-Experten;
in: Case Management in Theorie und Praxis, 1. Auflage, 2000, Huber, Göttingen

Laufs:
in: Laufs/Uhlenbruck, Handbuch des Arztrechts; 3. Auflage 2002; Beck, München

Lauterbach/Lüngen:
Was hat die Vergütung mit der Qualität zu tun?
in: Arnold/Litsch/Schellschmidt;
Krankenhaus-Report 2000, 2001, Schattauer, Stuttgart

Lee/Mackenzie/Dudley-Brown/Chin:
Case Management: a review of the definitions and practices;
in: Journal of Advanced Nursing 1998

Lehmann:
Joint Commission Sets Agenda For Change;
in: Quality Review Bulletin 1987

Müller v. d. Grün:
Krankenhäuser unter Zeitdruck;
in: Deutsches Ärzteblatt 2001,
Deutscher Ärzte-Verlag GmbH, Köln